方剂学
核心知识点全攻略

主编 杨桢 高琳

中国健康传媒集团

中国医药科技出版社

内容提要

　　本书以现行五年制中医药类统编教材《方剂学》为蓝本，通过各类图表形式的运用，将所学教材内容进行归纳整理，使其条理清晰、简明扼要、知识点突出，并附有习题，方便掌握。本书适合中医院校学生和中医爱好者、自考者学习参考。

图书在版编目（CIP）数据

　　方剂学核心知识点全攻略／杨桢，高琳主编 . —北京：中国医药科技出版社，2019.11

　　（中医核心知识点一本通系列）

　　ISBN 978 - 7 - 5214 - 1233 - 8

　　Ⅰ. ①方… Ⅱ. ①杨… ②高… Ⅲ. ①方剂学 Ⅳ. ①R289

　　中国版本图书馆 CIP 数据核字（2019）第 133564 号

美术编辑　陈君杞
版式设计　南博文化

出版　**中国健康传媒集团** | 中国医药科技出版社
地址　北京市海淀区文慧园北路甲 22 号
邮编　100082
电话　发行：010 - 62227427　邮购：010 - 62236938
网址　www. cmstp. com
规格　880 × 1230mm $\frac{1}{32}$
印张　6 ¾
字数　166 千字
版次　2019 年 11 月第 1 版
印次　2019 年 11 月第 1 次印刷
印刷　三河市航远印刷有限公司
经销　全国各地新华书店
书号　ISBN 978 - 7 - 5214 - 1233 - 8
定价　25.00 元

获取新书信息、投稿、为图书纠错，请扫码联系我们。

丛书编委会

总 主 编 翟双庆

副总主编 范志霞　王文澜　赵鲲鹏

编　　委（按姓氏笔画排序）

王　玫　王天芳　王文澜　王旭昀

王庆甫　王新月　朱　玲　许筱颖

李　雁　李赛美　杨　桢　杨毅玲

邹纯朴　罗颂平　赵　颖　钟嘉熙

高　琳　郭　义　黄　斌　曹灵勇

温成平　薛晓琳

编委会

出版说明

近年来，国家高度重视中医药事业的发展，中医药在人们健康生活中充当了越来越重要的角色，更多的人愿意选择中医中药，从而使更多的人愿意从事中医药行业的工作。为了帮助读者系统、快速了解中医药学科体系，帮助中医药院校学生、自学应考者，以及中医爱好者和初学者学习重点和去伪存真，我社特别策划出版了本套丛书。

本书的编写单位主要锁定在相关国家级精品课程的公认的重点中医药院校，主编多为国家级或省级精品课程的学科带头人，参编人员为多年从事教学、有丰富教学经验的资深教授，在本学科有一定的影响力，对各种考试考点非常熟悉的教学一线人员。从而，保证了本丛书内容的权威性和专业性。

本套丛书的编写形式以图和表为主，原则为：能用图表说明的一律采用图表形式；可以分条论述的不要成段地罗列论述，使核心知识点一目了然。为方便中医药相关人员准备中医执业医师资格考试、研究生入学考试、中医药院校在校生结业考试、卫生专业资格考试、规培资格考试、继续教育考试，本书中特设置【考点重点点拨】栏目，根据教材本身的特点放于不同位置，书后附有【巩固与练习】，方便读者随学随练，并达到自测的目的。

最后，祝愿使用这套书的中医药考生和爱好者，能有收获！

出版者
2019 年 5 月

前言

  方剂学是中医学的一部分，方剂学课程是中医、中药各个专业的必修课程，也是中医医师资格考试和中药师资格考试的必考课程。本书作为方剂学的参考书，对方剂学的方解部分进行了全面解构，为的是帮助各级各类人员更好地理解方剂的主治证以及方剂中各药物之间的配伍意义。

  方剂学的主治证候与诊断学相比是一个逆向的过程，是已知的一组症候群，应用者需要将患者的表现与其比较。这个过程很困难，由于条件所限和时代的区隔，与方剂配套的主治证候一般表述不详或表述庞杂或干扰症多，使得人们认识真正的方剂的主治证很困难。再者，对初学者而言，症候群中哪些症状是主要的、哪些症状是次要的、哪些症状具有鉴别意义，需要有清晰的认识。各类教材对方剂主治证候的细致梳理是做得不够的。基于此，我们详细分析方剂的主治证候，在主治之下设证候识别，把相对独立或具有鉴别意义的证或症状列出来。对于由二个或二个以上的证构成的复合证，做了相应的归纳，使得学习者能够在庞杂的症状叙述中找到清晰的思路。

  证候识别中，对各证的关键症状进行了提炼和分析，以确定其在病机形成方面的角色，从而便于推定完整病机。方剂学的多数方证都有其特异的症状，它们常常是证候识别的重要标志，比如玉女煎方证中的牙齿松动和清胃散中的牙齿喜凉恶热。主治证的病机常常包含极为复杂的内容，从病因、病性、病位、病势、自然转归等方面，要辨别外感六淫和内伤七情，要考虑八纲、脏腑经络、气血津液、卫气营血等。从这个意义上看，方剂学在主治证候分析方面融入了大量的中医学基础和中医诊断学内容。这一部分是认识疾病的过程，一旦认识疾病的过程完成，相应的立法就产生了。

为了实现立法意图，就要根据药性理论，选择恰当的药物，这个选药依据也就是配伍理论。多年来，人们认识到君臣佐使理论在指导配伍方面有一定局限性，尤其是臣药和佐助药的概念有交叉，容易混乱。为了更好地理解组方依据，我们引入了切合度这个概念。切合度是指病机的相关方面与药性的匹配度。如果药物的药性与病机的主要环节的关联性高，就说明其切合度好，方剂的有效性就更有保障。这一点是一个创新、也是一个尝试，是方剂教学中采用了多年的方法。

【配伍特点】是把重要的药物之间的协同性单列出来，或者把全方的特点作一个概括。

【考点重点点拨】提炼了方剂中的突出问题，这些问题在各级各类的考试中反复出现，非常重要。

方剂学的各类考试中，对方剂的组成、功用和主治都十分关注，尤其是方剂的组成更是必须要背诵的。这一点对于临床医生来说也是取得优异疗效的重要保障。

本书是一本助学辅导书，强调的是如何把握方剂学习的核心，可以和各种方剂学著作相互参照使用。由于图解的体例力求生动简洁，叙述方式较传统方剂学改变很大，不当之处，敬请指正。

编　者

2019 年 1 月

目录

总　论

各　论

总　　论

第一章　方剂的起源与发展

【考点重点点拨】

方剂学发展不同时期的代表作及其意义。

方剂与治法的关系。"八法"的涵义。

方剂分类的"七方""十剂"以及功效分类法。

"君臣佐使"的含义。方剂变化的 3 种形式。

汤、丸、散、膏等剂型的含义及其特点。

煎药法和服药法。

方剂： 经过四诊，明确诊断之后，确定立法，根据组成原则和结构，选择合适的药物，酌定用量，选定剂型，配伍组合而成的两味以上的群药。

方剂学： 研究和阐明古今成方的组成、配伍和临床运用规律的一门学科，是中医学主要基础学科之一，是基础和临床课的桥梁课。

方剂学的发展经历了 2000 多年的历史，现存的方书已多达 1950 种，至于与方剂有关的医籍就更多。方剂学正是通过这些书籍所载的方剂及其基本学术思想，反映着这门学科不断发展的轨迹。了解方剂学发展的概要过程，熟悉历史上具有代表性的重要方书及其特点和价值，对于学好方剂学这门主要课程，并对今后的继续深入学习和研究、运用，是十分重要的。下表大致反映了方剂学发展过程中的代表性著作及其贡献。

书　名	年代	作　者	意　义
《五十二病方》	汉以前	不详	我国现存最早的一部方书；283 方
《黄帝内经》	先秦	不详	最早阐述方剂组成原则及分类的经典医著；13 方
《伤寒杂病论》	东汉	张仲景	融理、法、方、药为一体，被后人称为"方书之祖"；323 方

续表

书　名	年　代	作　者	意　义
《肘后救急方》	晋	葛洪	收集价廉、易得，有效的民间单方、验方
《药对》	南北朝	徐之才	将药物按功效归类成宣、通、补、泄、轻、重、滑、涩、燥、湿10种
《千金方》《外台秘要》	唐	孙思邈，王焘	汇汉至唐名家医方，为研究唐以前方剂学的宝贵资料；各在5000方以上
《太平圣惠方》《圣济总录》	宋		宋以前方剂大汇集，前者16834方，首部官修方书；后者超过20000方
《太平惠民和剂局方》	宋		我国历史上第一部由政府编制的成药药典；788方
《小儿药证直诀》	宋	钱乙	小儿医方专著
《三因极一病证方论》	宋	陈言	丰富了方剂的主治证候
《济生方》	宋	严用和	发展了制方理论
《伤寒明理药方论》	金	成无己	第一部分析方剂组方理论的著作（少而简）
《医方考》	明	吴崑	第一部详尽剖析方剂的理论专著（多而详）
《普济方》	明	朱橚	我国古代载方最多的一部方书；61739首
《景岳全书》	明	张景岳	丰富了方剂分类理论
《医方集解》《汤头歌诀》	清	汪昂	前者按方剂功效分类，现代方剂学奠基；后者便于记诵方剂
《温病条辨》	清	吴瑭	自觉地在中医基本理论指导下编制方剂应用于温热病，成效显著
《古今名医方论》	清	罗美	阐明方剂配伍理论的专著

第二章 方剂与治法

第一节 治法概述

治法，是在辨清证候，审明病因、病机之后，有针对性地采取的治疗法则。早在《黄帝内经》中已有丰富的治法理论记载，如《素问·至真要大论》所载的"寒者热之，热者寒之，微者逆之，甚者从之，坚者削之，客者除之，劳者温之，结者散之，留者攻之，燥者濡之，急者缓之，散者收之，损者益之，逸者行之，惊者平之，上之下之，摩之浴之，薄之劫之，开之发之"等均为中医学奠定了治法理论的基础。至汉末，张仲景创造性地使治法和方证融为一体，总结了一整套临床辨证论治的体系。其后，随着历代医家对中医理论和临床实践的不断丰富和总结，使治法内容更加丰富，更能适应各种病证的治疗需要。

中医学的治法内容，可以归纳为两个层次。首先，具有一定概括性的、针对某一类病机共性所确立的治法，称为治疗大法，如表证用汗法、寒证用温法、热证用清法、虚证用补法、实证用泻法等，"八法"即属这一层次。其次，是针对具体证候所确定的治疗方法，即具体治法。各论中每一具体方剂的"功用"即体现了该方的具体治法。在临床运用中，只有准确地确立治法，才能保证具体病证治疗中有较强的针对性。

治法不但具有多层次的特点，而且还具有多体系的特点。这是因为中医学在长期的发展过程中，形成了临床辨证论治的多种体系，如脏腑辨证、六经辨证、卫气营血辨证、三焦辨证、经络辨证等。

第二节 方剂与治法的关系

方剂是在辨证、立法的基础上选药配伍而成的。从中医学形成和发展的过程来看，治法是在临床长期运用方药经验积累的基础上，在对人体生理病理认识的不断丰富、完善过程中，逐步总结而成。而后，治法成为遣药组方和运用成方的指导原则。在临床辨证论治的过程中，辨证的目的在于确定病机，论治的关键在于确立治法，治法是针对病机产生，而方剂必须相应地体现治法。治法是指导遣药组方的原则，方剂是体现和完成治法的主要手段。"方从法出，法随证立，以法统方"，方与法二者之间的关系，是相互为用，密不可分的。

第三节　常用治法

清代医家程钟龄总结历代医家对治法的研究成果，在《医学心悟》中说："论病之源，以内伤、外感四字括之。论病之情，则以寒、热、虚、实、表、里、阴、阳八字统之。而论治病之方，则又以汗、和、下、消、吐、清、温、补八法尽之。"现将常用的八法内容，具体内容见下表。

名称	含　义	适　应　证
汗法	通过发汗解表、宣肺散邪的方法，使在表的六淫之邪随汗而解的一种治法	外感六淫之邪所致表证；麻疹初起，水肿，疮疡初起而有寒热表证者
吐法	通过引起涌吐，使停留于咽喉、胸膈、胃脘等部位的痰涎、宿食或毒物从口排出的一种治法	咽喉痰涎壅阻，顽痰停滞胸膈，宿食留滞胃脘，误食毒物尚在胃中
下法	通过荡涤肠胃、泻下大便或积水，使停留于肠胃的宿食、燥屎、热结、冷积、瘀血、痰结、水饮等从下而出，以解除疾病的一种治法	燥屎内结，冷积不化，瘀血内停，宿食不消，结痰停饮以及虫积等
和法	通过和解或调和的方法，以达到消除病邪为目的的一种治法。所谓和解者，原意是指和解表里之意，专用于治疗在半表半里的证候	伤寒邪在少阳，肝脾不和，肠胃不和，气血不和，疟疾
清法	通过清热、泻火的方法，使在里之热邪得以解除的一种治疗方法	里热证（热在气分，热入营血，热在脏腑以及虚热等）
温法	通过温中、祛寒、回阳、通络，使寒邪去，阳气复，经络通，血脉和的一种治疗方法	脏腑的沉寒痼冷，寒饮内停，寒湿不化，以及阳气衰微等

名称	含　义	适　应　证
消法	通过消食导滞、行气活血、化痰利水以及驱虫的方法，使气、血、痰、食、水、虫等所结成的有形之邪渐消缓散的一种治法	饮食停滞，气滞血瘀，癥瘕积聚，水湿内停，痰饮不化，疳积虫积等
补法	通过补养的方法，使人体脏腑或气血阴阳之间的失调重归于平衡	各种虚证

第三章　方剂的分类

　　方剂分类方法是研究和总结古今成方的组成和临床运用规律的方法之一，历代医家都进行过种种探讨，创制了多种分类方法，归纳起来有按病证、按方剂结构、按证候、按脏腑、按病因、按主祖方、按功效……等方法。

分类	代表著作	方法	特点
按病证	《五十二病方》《外台秘要》《太平圣惠方》《普济方》《张氏医通》《兰台轨范》	按内、外、妇、儿、五官等科疾病分类，是方剂最早出现的分类方法，以宏观的症状和病名为依据将方剂进行分类	便于临床依病索方
按方剂结构	《黄帝内经》	大、小、缓、急、奇、偶、复	比较原始，并无实用价值
按证候	《伤寒论》	以六经病证为纲，分设主方，后随证候变化又有加减方	将理法方药熔为一炉，充分体现了中医辨证论治的思想
按脏腑	《千金要方》《古今图书集成医部全录》	按照疾病的脏腑归属分类，将方剂排列于心、肝、脾、肺、肾等脏腑之下	利于脏腑辨证
按病因	《三因极一病证方论》《张氏医通》	以病因为纲，将方剂列于不同病因所致疾病之下	利于了解方剂的与病因的对应关系
按主祖方	《祖剂》《张氏医通》	以代表方为主，将其历代加减方列于其后的分类方法	
按功效	《景岳全书》《医学心悟》《医方集解》	最终将方剂按功效分为补养、发表、涌吐、攻里、表里、和解、理气、理血、祛风、祛寒、清暑、利湿、润燥、泻火、除痰、消导、收敛、杀虫等	有利于将功效相近的方剂进行比较，总结出共性规律，便于学生理解和运用

第四章　方剂的结构与变化

第一节　方剂的配伍目的

　　药物的功用各有所长，也各有所短，只有通过合理的配伍，增强或改变原有功效，调其偏性，制其毒性，发挥其相辅相成或相反相成的综合作用，使各具特性的群药组合成一个新的有机整体，以达到辨证论治的要求。

　　方剂配伍目的不外增效、减毒两个方面。如何充分发挥药物对治疗疾病有"利"的一面，同时又能控制、减少甚至消除药物对人体有"弊"的一面，这就是方剂学在运用配伍手段时最根本的目的。下表简介了方剂的配伍目的。

配伍用药	具体作用
增强药力	功用相近的药物配伍，能增强治疗作用，较为普遍
产生协同作用	药物之间在某些方面具有一定的协同作用，常相互需求而增强某种疗效
控制多功用单味中药的发挥方向	通过配伍，可以控制和引导药物功用的发挥方向
扩大治疗范围，适应复杂病情	通过随证配伍，则可达到不断扩大治疗范围的目的
控制药物的毒副作用	①"七情"中"相杀"和"相畏"关系的运用，即一种药物能减轻另一种药物的毒副作用 ②多味功用相近药物同时配伍的运用，这种方式既可利用相近功用药物的协同作用，又能有效减轻毒副作用的发生

第二节　方剂的结构

　　药物依其在方剂中发挥的不同作用，而有不同的地位，古代医家对这些药物的地位与人类社会的组织结构进行了类比，提出组方基本结构，即"君、臣、佐、使"的组方形式。以说明方剂药物的主次和作用，便于组织、管理和理解。

"君、臣、佐、使"组方结构的理论，最早见于《素问·至真要大论》说："主病之为君，佐君之为臣，应臣之为使。"其后，金人张元素有"力大者为君"之说；李东垣说："主病之为君……兼见何病，则以佐使药分治之，此制方之要也。"又说："君药分量最多，臣药次之，佐使药又次之，不可令臣过于君。君臣有序，相与宣摄，则可以御邪除病矣。"明代何伯斋更进一步说："大抵药之治病，各有所主。主治者，君也。辅治者，臣也。与君药相反而相助者，佐也。引经及治病之药至病所者，使也。"现代对君、臣、佐、使的涵义有一个大致的共识，分析归纳如下表。

君药	针对主病或主症起主要治疗作用的药物
臣药	①辅助君药加强治疗主病或主症的药物 ②针对兼病或兼症起主要治疗作用的药物
佐药	①配合君、臣药以加强治疗作用，或者直接治疗次要症状的药物，为佐助药 ②消除或减弱君、臣药的毒性，或制约君、臣药的烈性的药物，为佐制药 ③在病重出现拒药不受时，使用的与君药药性相反而在治疗中起相成作用的药物，为反佐药
使药	①引经药：引诸药直达病所之药 ②调和药：调和方中诸药作用之药

在传统意义上，方剂是按照"君臣佐使"的结构构成的，在现代多数方剂学著作中遵循此准则。但是，由于君臣佐药之间存在概念重复的问题，一直以来不能进行有效的分类分析，其指导意义大大削弱。正是因为这个原因，本书大致上按照君臣佐使的顺序解释药物的作用，但没有完全指出君臣佐使的划分，而是在详细分析病机的基础上，对药物与病机的切合度进行关联性分析。辨证论治要求辨证准确，立法恰当，选药精准。选药组方与相应疾病的病机的切合度越高，其治疗的成效就越大。下表反映了中药药性与疾病相关因素之间的切合度。

中药药性＼疾病病机	功效	四气	五味	归经与引经
外感六淫	√	√	√	
内伤七情	√		√	
八纲辨证	√	√	√	
脏腑辨证	√		√	√
气血津液辨证	√	√	√	√
卫气营血辨证	√	√	√	√
病势	√			

"√"是指药性与病机相关的部分。

第三节　方剂的变化形式

　　临床如何使用卓有成效的古方，以对变化多端的病情和不同的患者进行有效的治疗？我们应根据患者体质状况、年龄长幼、四时气候、地域差异，以及病情变化而灵活加减，做到"师其法而不泥其方，师其方而不泥其药"，应当通过灵活变化来适应具体病情的需要。方剂的运用变化主要有 3 种形式，在下表中归纳。

药味增减变化	①佐使药的加减，功效基本不变，主治与原方基本相同 ②臣药的加减，会使方剂功效、主治发生根本变化
药量增减变化	①药量的增减变化没有改变原方的配伍关系，其功用、主治与原方基本相符，只影响作用强度 ②药量的增减变化改变原方的配伍关系，其功用、主治与原方随之改变
剂型增减变化	药味、药量不变，只更换服用剂型的一种变化形式。多数情况下，只改变原方作用的轻重缓急；但少数情况下也会影响原方的功效和主治

第五章　常见剂型及其特点

方剂组成以后，还要根据病情与药物的特点制成一定的形态，称为剂型。方剂的剂型历史悠久，有着丰富的理论和宝贵的实践经验。早在《黄帝内经》中就有汤、丸、散、膏、酒、丹等剂型，历代医家又有很多发展，明代《本草纲目》所载剂型已有40余种。近现代以来，随着制药工业的发展，许多新的剂型，如片剂、冲剂、注射剂等出现了，中药的相应制剂也大量涌现，极大拓展了方剂的使用途径。下表简要介绍几种常用剂型的主要特点及制备方法。

名称	制　法	特　点	适用范围
汤剂	用水或酒浸泡后，再煎煮一定时间，然后去渣取汁	吸收快，疗效迅速，便于加减使用，能全面地考虑具体患者或各种病证的特殊性	适用于病证较重或病情不稳定的患者
散剂	将药物研碎，成为均匀混合的干燥粉末。内服散剂末细量少者，可直接冲服，如七厘散；亦有粗末，临用时加水煮沸取汁服的，如香苏散。外用散剂一般作外敷、掺散疮面，或患病部位，如生肌散、金黄散；亦有作点眼、吹喉外用的，如冰硼散	制作简便，便于服用携带，吸收较快，节省药材，不易变质等优点	各种病证
丸剂	以蜜、水或米糊、面糊、酒、醋、药汁等作为赋形剂制成的圆形固体剂型。有根据赋形剂不同，分为蜜丸、水丸、糊丸、浓缩丸等	吸收缓慢，药力持久，而且体小，服用、携带、贮存都比较方便	适用于慢性、虚弱性疾病
片剂	将中药加工或提炼后与辅料混合，压制成圆片状剂型。味很苦的，具恶臭的药物经压片后再包糖衣，使之易于吞服；如需在肠道中起作用或遇胃酸易被破坏的药物，则可包肠溶衣，使之在肠道中崩解	用量准确，体积小	各种病证

续表

名称		制　法	特　点	适用范围
冲剂		将中药提炼成稠膏，加入部分药粉或赋形剂制成颗粒散剂干燥而成	服用方便，由于一般含糖较多，小儿易于接受	各种病证
膏剂	煎膏	又称膏滋，即将药材反复煎煮至一定程度后，去渣取汁，再浓缩，加入适当蜂蜜、冰糖煎熬成膏	特点是体积小，便于服用，又含有大量蜂蜜或糖，有滋补作用	适于久病体虚者服用
	软膏	又称药膏，是用适当的基质与药物均匀混合制成一种容易涂于皮肤、黏膜的半固体外用制剂	外用方便	适用于外科疮疡疖肿等疾病
	硬膏	又称膏药，是用油类将药物煎熬至一定程度，去渣后再加黄丹、白蜡等收膏，呈暗黑色的膏药，涂于布或纸等裱背材料上，供贴敷于皮肤的外用剂型，亦称黑膏药	外用方便	外科疮疡及痹证较多使用
丹剂		一般是指含有汞、硫黄等矿物，经过加热升华提炼而成的一种化合制剂。此剂多外用，如红升丹、白降丹等	剂量小、作用大、含矿物质之特点	外科疮疡多用
		习惯上也把某些较贵重的药品或有特殊功效的药物剂型叫作丹，如至宝丹、紫雪丹等	不是一种固定的剂型	多种病证
针剂		根据中草药有效成分不同，用不同方法提取、精制配成灭菌溶液供皮下、穴位、肌肉、静脉等注射用的一种剂型	作用迅速	对急症或口服药有困难者尤为适宜
酒剂		将药物浸泡入酒中，经过一时间后，去渣取汁供内服或外用	部分人易于接受	跌打损伤、痹证多用

第六章 方剂的用法

方剂的用法包括煎药法和服药法。煎服方法的恰当与否，对疗效有一定影响。因此，方剂的煎药方法和服用方法也应予以重视。兹就历代方剂运用情况，总结说明于下。

一、煎药法

1. 煎药用具 一般以不容易发生化学变化的瓦罐、砂锅为好，搪瓷器具亦可，忌用铁器、铜器等金属或含重金属器皿。

2. 煎药用水 洁净水为宜，如自来水、甜井水、蒸馏水等。用水量一般以漫过药面 3 ~ 5cm 为宜。每次煎得量以 100 ~ 150ml 为宜。

3. 煎药火候 大火烧煮之谓"武火"，小火烧煮之谓"文火"。一般先武后文，即开始用武火，煮沸后改用文火。

4. 煎药过程 煎药前，先将药物用冷水浸泡 20 ~ 30 分钟，使有效成分容易煎出。煮沸后多改用小火煎煮。对于解表、清热、芳香类药物宜武火急煎，以免药性挥发；厚味滋补药，宜文火久煎，使药效尽出；乌头、附子等毒性药，宜慢火久煎 1 小时以上，可减低毒性。

5. 特殊煎法

（1）先煎 一般用于介壳类、矿物类药物，因质地坚硬难于煎出有效成分，应打碎先煎 20 分钟左右，再下其他药物，如石决明、生牡蛎、生龙骨、龟甲、鳖甲、代赭石、磁石、石膏等。泥沙多的药物如灶心土、糯稻根等，以及质轻量大的植物如芦根、茅根、竹茹等，亦宜先煎取汁澄清后代水煎其他药，称为"煎汤代水"。

（2）后下 气味芳香的药，以其挥发油取效的，宜在其他药物即将煎好前 5 分钟下为宜，如薄荷、砂仁等。

（3）单煎 某些贵重药物，如羚羊角、人参、西洋参等，为了避免其有效成分被其他药物吸收，可切成小片单煎取汁，再与其他药液和

服。（也标记为另炖、另煎）

（4）包煎　为防止煎后药液混浊及减少对消化道、咽喉的不良刺激，如车前子、滑石、旋覆花等，需用布将药包好，再放入锅内煎煮。

（5）溶化　胶质、黏性大而且容易溶解的药物，如阿胶、蜂蜜等，应单独溶化，趁热与煎好的药液混合均匀，顿服或分服，以免因其他性黏而影响其他药物的煎煮。（阿胶、鹿角胶的烊化也属此类）

（6）冲服　散剂、小丸、自然汁以及某些芳香或贵重药物，如麝香、牛黄、三七粉、六神丸、生藕汁等。

二、服药法

1. 服药时间　一般宜在饭前约 1 小时服；对胃肠有刺激的药物宜在饭后服；滋补药宜空腹服；治疟药宜在发作前 2 小时服。安眠药宜在睡前服；急病不拘时；慢性病服丸、散、膏、丹、酒者应定时服。个别方剂如鸡鸣散在天明前空腹冷服效果较好。

2. 服药方法　服用汤剂一般 1 日 1 剂，分 2~3 次温服。根据病情有的也可 1 剂顿服或 1 日连服 2 剂，也可代茶分次频服。通常治疗寒证宜热服，治疗热证宜冷服。

对于拒药者可用热药冷服或冷药热服的反佐服法。对于呕吐者，可少入鲜姜汁，或生姜擦舌，或嚼少许陈皮。对于昏迷患者可用鼻饲。对于峻烈之品或毒性药，宜从小量渐加，有效即止，以免中毒。

巩固与练习

1. 方剂学研究的内容包括哪些？

2. 方剂配伍的目的。

3. 治法与方剂的关系如何？试举例说明。

4. 试述君臣佐使药的含义。

各　论

第七章　解表剂

1. 概念　凡以解表药为主组成，具有发汗、解肌、透疹的作用，用以治疗表证的方剂。

2. 适应范围　表证，以及麻疹、疮疡、水肿、疟疾、痢疾等病初起时，症见恶寒、发热、头痛、身痛、苔薄白或薄黄、脉浮等表证者，均可用之。

3. 立法依据　《素问·阴阳应象大论》云："其在皮者，汗而发之"，"因其轻而扬之"。

4. 分类　①辛温解表。②辛凉解表。③扶正解表。

5. 注意事项

（1）解表剂多为辛散轻扬之品，不宜久煎，否则药性耗散，解表作用减弱。

（2）解表剂宜温服，服后可饮适量热水，并宜加衣盖被以助取汗，但以遍身持续微微汗出为佳，若汗出不彻，则病邪不解；汗出太过，又会耗伤津液。

（3）表邪未尽又见里证者，一般应先表后里；表里俱急者，当表里双解。

（4）若表邪已入里，麻疹已透，疮疡已溃，虚性水肿，吐泻伤津等均不宜用。

（5）服药后，宜避风寒，忌食生冷、油腻，以免影响药物吸收和疗效。

第一节　辛温解表

麻　黄　汤
《伤寒论》

【组成】麻黄去节, 三两　桂枝去皮, 二两　杏仁去皮尖, 七十个　甘草炙, 一两

【功用】发汗解表, 宣肺平喘。

【主治】外感风寒表实证。症见恶寒发热, 头痛身疼, 无汗而喘, 舌苔薄白, 脉浮紧。

【证候识别】表寒证 + 无汗而喘。

$$
\text{风寒表实}\begin{cases}恶寒发热\to风寒袭表\\恶寒无汗\to卫郁营滞\\头疼身痛\to经脉不畅\\舌苔薄白\to表寒\\脉浮紧\to表实\\喘\to肺气上逆\end{cases}\begin{matrix}发汗解表\\宣肺平喘\end{matrix}\begin{cases}麻黄\to苦辛性温, 发汗散寒, 宣肺平喘\\桂枝\to温经散寒, 通达营卫\\杏仁\to苦温平润, 利肺平喘\\甘草\to调和诸药, 并缓解麻、桂的峻烈之性\end{cases}
$$

【配伍特点】

相须$\begin{cases}麻黄\\桂枝\end{cases}$辛温发汗　　　相使$\begin{cases}麻黄\\杏仁\end{cases}$宣降相因

【考点重点点拨】病证要点: 风寒表实; 配伍重点麻黄和桂枝相须而用, 麻黄和杏仁宣降相因; 注意麻黄先煎去滓。

【类方比较】麻黄加术汤、大青龙汤、三拗汤、华盖散比较如下表。

方名	组成	功用	主治病机	使用要点
麻黄加术汤	麻黄、桂枝、白术、杏仁、炙甘草	发汗解表, 散寒祛湿	风寒夹湿	素体多湿, 外感风寒, 身体烦疼, 无汗等
大青龙汤	麻黄、桂枝、杏仁、石膏、生姜、大枣、炙甘草	发汗解表, 兼清里热	外感风寒, 内有郁热	外感风寒, 头身疼痛, 恶寒发热, 无汗, 烦躁, 口渴

续表

方名	组成	功用	主治病机	使用要点
三拗汤	麻黄、杏仁、生甘草	宣肺解表止咳	外感风寒，肺气不宣	外感风寒，鼻塞声重，语音不出，咳嗽痰多，胸满气短，舌苔薄白，脉浮
华盖散	麻黄、桑白皮、紫苏子、杏仁、赤茯苓、陈皮、炙甘草	宣肺解表，祛痰止咳	素有痰饮，复感风寒	外感风寒，咳嗽上气，痰气不利，呀呷有声，脉浮数

桂 枝 汤
《伤寒论》

【组成】桂枝去皮，三两　芍药三两　甘草炙，二两　生姜切，三两　大枣十二枚，擘

【功用】解肌发表，调和营卫。

【主治】外感风寒表虚证。症见头痛发热，汗出恶风，鼻鸣干呕，苔白不渴，脉浮缓或浮弱者。

【证候识别】表证＋汗出恶风。

风寒表虚
- 恶风汗出→风寒表虚
- 发热汗出→卫强营弱
- 头痛→经脉不畅
- 鼻鸣→肺气不利
- 干呕→胃气不和
- 脉浮缓→表虚

解肌发表调和营卫
- 桂枝→辛温发表，解肌散寒，助卫通营
- 芍药→益阴敛营，配桂枝以调和营卫
- 生姜→和胃止呕，助桂枝散表邪
- 大枣→益气补中，滋脾生津
- 甘草→调和诸药，合桂枝辛甘化阳，合芍药酸甘化阴

【配伍特点】

调和营卫
- 桂枝、芍药→解肌发表，调和营卫
  - 营卫同治，邪正兼顾
  - 相辅相成，汗而有源，滋而能化
  - 相反相成，散收结合，汗中寓补
- 生姜、大枣→补脾和胃，调和营卫

$$
\left.\begin{array}{l}
\text{辛甘化阳} \\[4pt]
\text{酸甘化阴}
\end{array}\right\{
\begin{array}{l}
\text{桂枝} \\
\text{甘草} \\
\text{芍药}
\end{array}
$$

【考点重点点拨】病证要点：表虚风寒束表，卫强营弱；配伍重点是调和营卫，桂枝和芍药的配伍意义，芍药和甘草配伍酸甘化阴，桂枝和甘草配伍辛甘化阳；注意服法要求（温服，服后啜热稀粥；温覆）。

【类方比较】桂枝加厚朴杏子汤、桂枝加桂汤、桂枝加芍药汤比较如下表。

方名	组成	功用	主治病机	使用要点
桂枝加厚朴杏子汤	桂枝、芍药、甘草、生姜、大枣、厚朴、杏仁	解肌发表降气平喘	太阳表虚兼见肺失肃降	素有喘病，又感风寒而见桂枝汤证者；或风寒表证误下，表证未解而微喘
桂枝加桂汤	桂枝（重用五两）、芍药、甘草、生姜、大枣	温通心阳平冲降逆	心阳不振之奔豚气	误用温灸药或发汗太过，导致少腹之气上冲心胸（奔豚症），心悸气短，起卧不安
桂枝加芍药汤	桂枝、芍药（重用六两）、甘草、生姜、大枣	温脾和中，缓急止痛	太阳误下，邪陷太阴	太阳表证误用下药，致邪陷太阳，表邪未祛，兼见腹满时痛者

小青龙汤

《伤寒论》

【组成】麻黄去节，三两　芍药三两　细辛三两　干姜三两　甘草三两，炙桂枝去皮，三两　半夏半升，洗　五味子半升

【功用】解表蠲饮，止咳平喘。

【主治】风寒客表，水饮内停。症见恶寒发热，头身疼痛无汗，喘咳，痰多而稀，胸痞或干呕或痰饮咳喘不得平卧，或身体疼重，头面四肢浮肿，舌苔白滑，脉浮者。

【证候识别】表证＋咳喘、痰多清稀，或头面四肢浮肿。

外寒 { 恶寒发热→风寒袭表 / 无汗身痛→卫郁营滞 / 舌白脉浮→表寒 } 发汗解表 宣肺平喘 { 麻黄→苦辛性温，发汗散寒，宣肺平喘 / 桂枝→温经散寒，通达营卫，化气行水 }

内饮 { 咳喘痰多→水饮上犯 / 胸膈痞闷→水饮内停 / 面浮肢肿→饮溢肌肤 } 温肺化饮 { 干姜、细辛→温肺化饮，助麻桂解表祛邪 / 半夏→燥湿化痰，和胃降逆 / 五味子→敛肺止咳 / 芍药→和营养血 / 甘草→调和诸药 }

【配伍特点】

散中有收 { 大队辛温发散 / 稍佐酸敛：五味子、芍药 } 加强麻、桂作用，防止辛散太过

【考点重点点拨】病证要点有二：一是外感风寒，二是水饮内停；配伍重点是五味子、芍药的作用；注意麻黄先煎去滓。

九味羌活汤

张元素方，录自《此事难知》

【组成】羌活　防风　苍术各一两半　细辛五分　川芎　白芷　生地黄　黄芩　甘草各一两

【功用】发汗祛湿，兼清里热。

【主治】外感风寒湿邪，兼有里热。症见恶寒发热，肌表无汗，头痛项强，肢体酸楚疼痛，口苦微渴，舌苔白或微黄，脉浮。

【证候识别】风寒表证＋肢体酸楚、疼痛＋口苦微渴。

风寒湿在表 { 恶寒发热→外感风寒 / 肌表无汗→表实 / 脉浮→表证 / 肢体酸痛→伤湿、经脉不畅 / 或头身重痛→伤湿 } 发汗祛湿 解表散寒 { 羌活→祛除在表之风寒湿 / 防风→散寒止痛，祛风除湿 / 苍术→发汗除湿 / 川芎、细辛、白芷→祛风散寒，宣痹止痛 }

里热 { 口苦微渴→里热 / 舌苔微黄→里热 } 清泻里热 { 生地→清热，且能兼顾津液，防祛风之品辛燥耗伤阴津 / 黄芩→清热，且能燥湿，善治口苦 / 甘草→调和诸药 }

【配伍特点】

$$分经论治\begin{cases}羌活、防风（太阳）\\细辛（少阴）\\白芷（阳明）\\苍术（太阴）\\川芎（少阳、厥阴）\end{cases}强劲的疏风散寒祛湿、通经止痛组合$$

【考点重点点拨】病证要点有二：一是风寒夹湿，二是兼有里热；配伍重点是分经论治，黄芩和生地的作用；注意细辛的用量。

香 苏 散

《太平惠民和剂局方》

【组成】香附炒，去毛　紫苏叶各四两　陈皮不去白，二两　炙甘草一两

【功用】理气解表。

【主治】外感风寒，内有气滞。症见形寒身热，头痛无汗，胸脘痞闷，不思饮食，舌苔薄白，脉浮。

【证候识别】表证 + 胸脘痞闷，不思饮食

$$\begin{matrix}外感风寒\begin{cases}恶寒发热\to 风寒袭表\\肌表无汗\to 表实\\舌白脉浮\to 表寒\end{cases}发汗解表\\内有气滞\begin{cases}胸脘痞闷\to 气滞湿阻\\不思饮食\to 气机郁滞\end{cases}调畅气机\end{matrix}\to\begin{cases}苏叶\to 发汗解表，兼理气宽中\\香附\to 理气解郁，兼解散邪气\\陈皮\to 理气健脾，燥湿和胃\\甘草\to 调和诸药，健脾和中\end{cases}$$

【配伍特点】

$$行散结合\begin{cases}苏叶\to 苏叶得香附之助，调畅气机\\香附\to 香附借苏叶之升散，上行外达以祛邪\end{cases}$$

【考点重点点拨】病证要点有二：一是外感风寒，二是兼有气滞。

止 嗽 散

《医学心悟》

【组成】桔梗炒　荆芥　紫菀蒸　百部蒸　白前蒸，各二斤　甘草炒，

十二两　陈皮去白，一斤

【功用】宣利肺气，疏风止咳。

【主治】风邪犯肺证。咳嗽咽痒，咯痰不爽，或微有恶风发热，舌苔薄白，脉浮缓。

【证候识别】表证 + 咳嗽喉痒。

$$肺失宣肃\begin{cases}咳嗽咽痒\to风邪犯肺\\咯痰不爽\to肺气不利\end{cases}宣肺止咳\begin{cases}紫菀、百部\to止咳化痰\\白前、桔梗\to宣降肺气，化痰\\陈皮\to理气化痰\\甘草\to调和诸药，配桔梗利咽\end{cases}$$

$$表有余邪\begin{cases}恶风发热\to表邪未尽\\苔白脉浮\to表证\end{cases}疏散余邪\to荆芥\to解表祛风$$

【配伍特点】

$$宣降配合\begin{cases}桔梗\\白前\end{cases}恢复肺气功能$$

【考点重点点拨】病证要点：余邪未尽，肺失宣肃；配伍重点是荆芥的作用；配伍特点为温润平和，不寒不热。

第二节　辛凉解表

银 翘 散

《温病条辨》

【组成】连翘一两　银花一两　苦桔梗六钱　薄荷六钱　竹叶四钱　生甘草五钱　荆芥穗四钱　淡豆豉五钱　牛蒡子六钱（鲜芦根煎汤送服）

【功用】辛凉透表，清热解毒。

【主治】温病初起。发热无汗，或有汗不畅，微恶风寒，头痛口渴，咳嗽咽痛，舌尖红，苔薄白或薄黄，脉浮数。

【证候识别】表热证 + 口渴咽痛。

$$
风热表证\begin{cases}发热微恶风寒→外感温热邪气\\无汗或有汗不畅→卫郁开合失司\\舌尖红,脉浮数→温病初起\\咳嗽咽痛→温邪犯肺\\口渴→温热伤津\end{cases}\begin{matrix}辛凉透表,\\清热解毒\end{matrix}\begin{cases}银花、连翘→疏散风热,\\\qquad清热解毒,\\\qquad且辟秽化浊\\牛蒡子、薄荷→疏散风热,\\\qquad清利咽喉\\竹叶、芦根→清热生津\\桔梗→宣肺利咽\\甘草→清热解毒\end{cases}
$$

【配伍特点】

$$
辛凉配少量辛温\begin{cases}银花、连翘、竹叶、芦根\\荆芥穗、豆豉\end{cases}利于透邪,不失辛凉之意,无助热之弊
$$

【考点重点点拨】病证要点：温病初起，咽痛口干；配伍重点是辛凉平剂，荆芥穗、淡豆豉的作用。

桑 菊 饮
《温病条辨》

【组成】桑叶二钱五分　菊花一钱　杏仁二钱　连翘一钱五分　薄荷八分　桔梗二钱　苇根二钱　甘草生，八分

【功用】疏风清热，宣肺止咳。

【主治】风温初起表热轻证。症见但咳，身热不甚，口微渴者，脉浮数。

【证候识别】表热证＋咳嗽，热不甚，口微渴。

$$
风热轻证\begin{cases}咳嗽→温邪上受\\发热不甚→风温轻证\\口微渴→温热伤津\end{cases}\begin{matrix}宣肺止咳\\疏风清热\end{matrix}\begin{cases}桑叶、菊花、薄荷→疏散风热,\\\qquad宣肺止咳\\桔梗、杏仁→宣降肺气\\连翘→清热解毒\\芦根→清热生津\\甘草→调和诸药\end{cases}
$$

【配伍特点】

$$
宣降配合\begin{cases}桔梗\\杏仁\end{cases}恢复肺气功能
$$

【考点重点点拨】病证要点：风温初起，但咳；配伍重点是辛凉轻剂，桔梗和杏仁宣降配伍。

麻黄杏仁石膏甘草汤

《伤寒论》

【组成】麻黄四两，去节　杏仁五十个，去皮尖　甘草二两，炙　石膏半升，碎，锦裹

【功用】辛凉宣泄，清肺平喘。

【主治】外感风邪，邪热壅肺证。症见身热不解，咳逆气急鼻煽，口渴，有汗或无汗，舌苔薄白或黄，脉滑而数者。

【证候识别】表热证＋咳喘气急＋高热口渴。

表邪
入里 {
身热不解→邪热入里
汗出而喘→肺热炽盛
咳逆鼻煽→热壅于肺
口渴→热盛伤津
苔黄脉数→里热
}
清肺平喘
辛凉疏表 {
麻黄→宣肺平喘，兼解表
杏仁→宣降肺气，止咳平喘
石膏→清泄肺热，兼透邪
甘草→调和诸药
} 宣降相因
清肃协同

表邪
未尽 {
无汗→卫气被郁
苔薄白→表证
}

【配伍特点】

宣降相因 { 麻黄 杏仁 } 以利肺气

辛温辛寒 {
麻黄，辛温，被石膏制约，去性存用，以平喘
石膏，辛甘大寒，大量，保证全方辛凉之性
} 宣肺不助热
清肺不留邪

【考点重点点拨】病证要点有二：一是表邪未尽，二是邪热壅肺；配伍重点是石膏数倍于麻黄，麻黄去性存用；注意有汗无汗均可使用。

柴葛解肌汤

《伤寒六书》

【组成】柴胡　干葛　甘草　黄芩　羌活　白芷　芍药　桔梗（原方未注剂量）　姜三片　枣二枚　石膏一钱

【功用】解肌清热。

【主治】感冒风寒，郁而化热。症见恶寒渐轻，身热增盛，无汗头痛，目痛鼻干，心烦不眠，咽干耳聋，眼眶痛，舌苔薄黄，脉浮微洪。

【证候识别】发热重，恶寒轻，头痛眼眶痛，鼻干。

$$
\text{表邪渐}\atop\text{次入里}\left\{\begin{array}{l}\text{恶寒无汗头痛}\to\text{风寒未解}\\\text{恶寒减身热增}\to\text{表邪入里}\\\text{鼻干，目痛}\to\text{邪入阳明}\\\text{眼眶痛}\to\text{或及少阳}\\\text{脉浮微洪}\to\text{表证仍在}\\\text{心烦不眠}\to\text{热扰心神}\end{array}\right\}\begin{array}{l}\text{清肺平喘、}\\\text{解肌疏表}\end{array}\left\{\begin{array}{l}\text{葛根}\to\text{外透肌热，内清郁热}\\\text{柴胡}\to\text{解肌清热，疏畅气机}\\\text{羌活、白芷}\to\text{解表止痛}\\\text{黄芩、石膏}\to\text{清泄里热}\\\text{桔梗}\to\text{宣肺止咳}\\\text{芍药}\to\text{和营敛阴，防疏散太过}\\\text{姜、枣}\to\text{调和营卫}\\\text{甘草}\to\text{调和诸药}\end{array}\right.
$$

（三阳并治：葛根、柴胡、羌活白芷、黄芩石膏）

【配伍特点】

$$
\text{分经论治}\left\{\begin{array}{l}\text{葛根、白芷（阳明）}\\\text{柴胡、黄芩（少阳）}\\\text{羌活（太阳）}\end{array}\right\}\text{三阳并治}
$$

【考点重点点拨】病证要点：三阳同病，阳明为主；配伍重点是分经论治，寒温并用。

升麻葛根汤

《阎氏小儿方论》

【组成】升麻　干葛细剉　芍药　甘草剉, 炙　各等份

【功用】解肌透疹。

【主治】麻疹初起未发，或发而不透。症见身热恶风，头痛身痛，喷嚏咳嗽，目赤流泪，口渴，舌红苔干，脉浮数。

【证候识别】表证＋疹发不出或出而不畅。

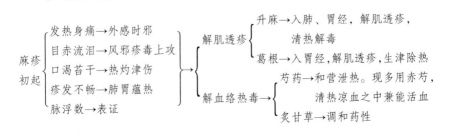

【配伍特点】

透达疹毒 $\left\{\begin{array}{l}升麻\\葛根\end{array}\right\}$ 常用组合

【考点重点点拨】病证要点：外感时邪，疹发不透；配伍重点是升麻的作用。

第三节　扶正解表

败 毒 散
《小儿药证直诀》

【组成】柴胡洗,去芦　前胡　川芎　枳壳　羌活　独活　茯苓　桔梗炒　人参各一两　甘草半两　生姜　薄荷适量

【功用】散寒祛湿，益气解表。

【主治】气虚，感冒风寒湿邪。症见憎寒壮热，头项强痛，肢体酸痛，无汗，鼻塞声重，咳嗽有痰，胸膈痞满，舌淡苔白，脉浮濡或浮数而重取无力。

【证候识别】风寒表证 + 肢体酸楚 + 脉重取无力。

风寒湿
在表 $\left\{\begin{array}{l}恶寒发热\rightarrow外感风寒\\肌表无汗\rightarrow表实\\咳嗽有痰\rightarrow肺气不利\\肢体酸痛\rightarrow伤湿、经脉不畅\end{array}\right.$ 祛风寒湿 以解表 $\left\{\begin{array}{l}羌活\rightarrow祛除在上之风寒湿\\独活\rightarrow祛除在下之风寒湿\\薄荷、柴胡\rightarrow解表逐邪,退热\\生姜、川芎\rightarrow发散风寒\end{array}\right.$

痰湿内停:胸膈痞满\rightarrow津液不布\rightarrow利肺消痰 $\left\{\begin{array}{l}枳壳、桔梗\rightarrow宣降胸膈之气\\前胡、茯苓\rightarrow祛痰渗湿\end{array}\right.$

兼有气虚:脉浮而按之无力\rightarrow素体气虚\rightarrow益气扶正 $\left\{\begin{array}{l}人参\rightarrow助正气祛邪外出\\甘草\rightarrow调和诸药,兼以益\\\qquad 气和中\end{array}\right.$

【配伍特点】

升降配合 $\left\{\begin{array}{l}桔梗\\枳壳\end{array}\right\}$ 畅通气机

$$散中有补\begin{cases}羌、独、芎、柴、枳、桔、前\\参、苓、草\end{cases}邪正兼顾,重在祛邪$$

【考点重点点拨】病证要点有二:一是风寒夹湿,二是素体气虚;配伍重点是升降结合、散中有补,人参的作用;注意人参的用量;逆流挽舟(本方治疗外邪陷里而成之痢疾,意即疏散表邪,表气疏通,里滞亦除,其痢自止)。

参 苏 饮
《太平惠民和剂局方》

【组成】人参　苏叶　葛根　前胡　半夏汤洗,姜汁炒　茯苓各三分　陈皮　炙甘草　桔梗　枳壳麸炒　木香各半两　姜七片　枣一个

【功用】化痰行气,益气解表。

【主治】外感风寒,内有痰湿。症见恶寒发热,无汗头痛鼻塞,咳嗽痰白,胸膈满闷,倦怠无力,少气懒言,苔白脉弱。

【证候识别】风寒表证 + 咳痰色白,胸膈满闷 + 气虚证。

$$外感风寒\begin{cases}恶寒发热\to风寒袭表\\无汗头痛\to卫郁营滞\\舌苔薄白\to表寒\end{cases}发汗解表宣肺\begin{cases}苏叶、生姜\to发汗解表,兼理气宽中\\葛根\to解肌发汗\end{cases}$$

$$内有\\痰湿\begin{cases}咳嗽痰多\to水饮上犯\\胸膈满闷\to痰饮内停\end{cases}行气\\化痰\begin{cases}木香、枳壳、陈皮\to理气宽胸,醒脾畅中\\半夏、前胡、桔梗\to止咳化痰,宣降肺气\end{cases}$$

$$素有气虚\begin{cases}倦怠无力\to脾气虚\\少气懒言\to肺气虚\\脉弱\to气虚\end{cases}益气\begin{cases}人参、大枣\to益气\\茯苓\to健脾渗湿以助消痰\\甘草\to补气安中,兼和诸药\end{cases}$$

【配伍特点】

$$散补并行\begin{cases}苏叶、葛根\\参、苓、草\end{cases}散邪不伤正,补不留邪$$

$$气津并调\begin{cases}木香、枳壳、陈皮\\半夏、前胡、桔梗\end{cases}气行痰消,津行气畅$$

【考点重点点拨】病证要点有三:一是外感风寒,二是痰湿内蕴,三是

素体气虚;配伍重点是散补并行,气津并调。

再 造 散
《伤寒六书》

【组成】黄芪　人参　桂枝　甘草　熟附子　细辛　羌活　防风　川芎　煨生姜(原方无量)　大枣二枚　炒白芍一撮

【功用】助阳益气,解表散寒。

【主治】阳气虚弱,外感风寒证。恶寒发热,热轻寒重,无汗肢冷,倦怠嗜卧,面色苍白,语声低微,舌淡苔白,脉沉无力或浮大无力。

【证候识别】表证 + 肢冷等阳虚证。

外感
风寒
{
恶寒发热→风寒袭表
热轻寒重→邪在肌表
无汗头痛→卫郁营滞
}
发汗解表
调和营卫
{
桂枝汤(煨生姜,炒白芍)→发汗解表,调和营卫
羌活、防风、川芎→解表散寒
}

素有阳虚
{
倦怠无力→气虚
肢冷嗜卧→阳气不足
脉无力→阳虚感寒
}
温阳益气
{
黄芪、人参→益气固表
熟附子、细辛→助阳散寒
}

【配伍特点】

补散并行
{
黄芪、人参、熟附子、细辛
改良桂枝汤、羌活、防风、川芎
}
扶正不留邪,发汗不伤正

【考点重点点拨】病证要点有二:一是外感风寒,二是素体阳虚;配伍重点是麻黄附子细辛汤与桂枝汤加减合方而成。

麻黄附子细辛汤
《伤寒论》

【组成】麻黄去节,二两　附子炮,去皮,一枚,破八片　细辛二两

【功用】助阳解表。

【主治】1. 素体阳虚,外感风寒证。发热,恶寒甚剧,虽厚衣重被,其寒不解,神疲欲寐,脉沉微。

2. 暴哑。突发声音嘶哑,甚至失音不语,或咽喉疼痛,恶寒发热,

神疲欲寐，舌淡苔白，脉沉无力。

【证候识别】表证＋恶寒剧＋神疲。

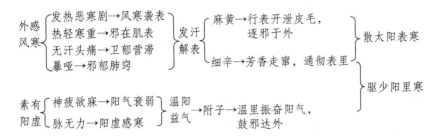

【配伍特点】

补散并行 { 附子、细辛 } 表里同治；上下同治
　　　　　{ 麻黄、细辛 }

【考点重点点拨】病证要点：太少两感，神疲欲寐。

加减葳蕤汤

《通俗伤寒论》

【组成】生葳蕤二钱至三钱　生葱白二枚至三枚　桔梗一钱至钱半　东白薇五分至一钱　淡豆豉三钱至四钱　苏薄荷一钱至钱半　炙甘草五分　红枣二枚

【功用】滋阴解表。

【主治】素体阴虚，外感风热证。头痛身热，微恶风寒，无汗或有汗不多，咳嗽，心烦，口渴，咽干，舌红，脉数。

【证候识别】表热证＋口渴咽干等阴虚证。

风热表证 { 发热微恶风寒→外感温热邪气
　　　　　无汗或有汗不畅→卫郁开合失司
　　　　　口渴咽干→温热伤津
　　　　　咳嗽→温邪上受 } 辛凉解表 { 薄荷→疏散风热、清利咽喉
　　　　　　葱白、淡豆豉→解表散邪
　　　　　　桔梗→宣肺止咳

素有阴虚：心烦→阴虚内热扰动心神→滋阴清热 { 玉竹→滋阴益液
　　　　　　　　　　　　　　　　　　　　　　白薇→清热除烦渴
　　　　　　　　　　　　　　　　　　　　　　枣、草→甘润滋脾

【配伍特点】

辛凉解表配滋阴药 $\left\{\begin{array}{l}薄荷、葱白、淡豆豉、桔梗\\玉竹、白薇\end{array}\right\}$ 滋阴不碍解表，发表不伤阴津

【考点重点点拨】病证要点有二：一是外感风热，二是素体阴虚；配伍重点是解表滋阴并用，白薇、玉竹的作用。

巩固与练习

1. 使用解表剂应注意哪些问题？

2. 桑菊饮与银翘散在功效及主治的异同。

3. 九味羌活汤与败毒散功效及主治的异同。

4. 参苏饮与小青龙汤功效及主治的异同。

5. 何为"逆流挽舟"法？

6. 败毒散中配伍人参的意义何在？

7. 麻黄汤与桂枝汤在组成、功效、主治方面有何异同？

第八章 泻下剂

1. 概念 凡用泻下药为主组成，具有通导大便、排出积滞作用，以治疗里实便秘证的方剂。

2. 适应范围 主要用于里实便秘证。便秘是指大便秘结不通，排便时间延长，经常三五日或五六日，甚至更长，或欲大便而艰涩难下，粪质干燥坚硬的一种病证。

3. 立法依据 《素问·阴阳应象大论》言："其下者，引而竭之；中满者，泻之于内。"

4. 分类 寒下，温下，润下，逐水。

5. 注意事项

（1）凡表邪未解，里实未成者不宜使用泻下剂；若表邪未解，里实已具者，要配合解表剂运用，宜先解表，后治里，或表里双解。

（2）泻下剂除润下剂较为和缓外，其余性均较峻烈，对年老体弱、病后体虚者，即使有可下之征，也应慎用。

（3）凡孕妇、产后、月经期、年老体弱、病后津伤、亡血者应慎用；有下窍出血史之人勿用峻泻，即使是润下剂亦不宜长期服用。

（4）泻下剂易伤胃气，得效即止，慎勿过剂。

（5）注意饮食，对油腻及不易消化食物，不宜早进，以防重伤胃气。

第一节 寒 下 剂

大承气汤

《伤寒论》

【组成】大黄四两，酒洗　厚朴八两，去皮，炙　枳实五枚　芒硝三合

【功用】峻下热结。

【主治】1. 阳明腑实证。症见潮热谵语，矢气频转，大便不通，手足濈然汗出，腹满按之硬，舌苔焦黄起刺，或焦黑燥裂，脉迟而滑，或沉迟有力。

2. 热结旁流。症见下利清水臭秽，脐腹疼痛，按之坚硬有块，口舌干燥，脉数而滑，或滑实有力。

3. 热厥、痉病或发狂之属于里热实证者。

【证候识别】痞满燥实。

阳明腑实
- 大便不通→阳明热结，腑气不通
- 腹满按之硬→实热与积滞互结
- 潮热，手足濈然汗出→阳明热结于里，郁蒸于外
- 谵语→里热炽盛，上扰神明
- 舌苔焦黄或焦黑燥裂→热盛津伤，燥实内结

热结旁流
- 脐腹疼痛→实热与积滞壅滞肠胃
- 下利清水臭秽→津液旁走

痉病→热邪伤津，筋脉失养
热厥→热盛气壅，阳气被遏，不达四肢
发狂→热扰神明

峻下热结
- 大黄→泻热通便，荡涤实热积滞
- 芒硝→泻热通便，软坚润燥 } 去燥实
- 厚朴→下气除满
- 枳实→行气消痞 } 除痞满

【配伍特点】

相须 { 大黄 / 芒硝 } 急下存阴

【考点重点点拨】病证要点：阳明腑实证、热结旁流证、痉病、热厥及发狂均因实热与积滞互结引起；配伍重点是急下存阴，治疗热结旁流体现通因通用的治法，治疗热厥体现寒因寒用的治法；注意煎服方法（厚朴、枳实先煎，大黄后下，芒硝溶服）；注意三承气汤的类方比较。

【类方比较】大承气汤、小承气汤、调胃承气汤比较如下表。

方名	组成	功用	主治病机	使用要点
大承气汤	大黄、芒硝、枳实、厚朴	峻下热结	阳明腑实重证→痞满燥实	大便不通，脘腹痞满，腹痛拒按，舌苔黄燥起刺或焦黑燥裂，脉沉实
小承气汤	大黄、枳实、厚朴	轻下热结	阳明腑实轻证→痞满	大便秘，脘腹痞满，腹痛拒按，舌苔老黄，脉滑而疾
调胃承气汤	大黄、芒硝、甘草	缓下热结	阳明腑实轻证→痞燥	大便燥结不通，口渴心烦，舌苔黄，脉滑数

大黄牡丹汤

《金匮要略》

【组成】大黄四两　牡丹一两　桃仁五十个　冬瓜仁半升　芒硝三合

【功用】泻热破瘀，散结消肿。

【主治】肠痈初起，湿热瘀滞证。右少腹疼痛拒按，按之其痛如淋，或右足屈而不伸，伸则痛剧，小便自调，或时时发热，自汗恶寒，舌苔薄腻而黄，脉滑数。

【证候识别】右少腹疼痛拒按。

湿热瘀滞肠道 {
右少腹疼痛拒按→湿热气血互结，不通则痛
舌苔黄腻，脉滑数→湿热内郁
右少腹→肠痈好发部位
小便自调痛如淋→与淋证区别
发热，自汗恶寒→气血失和，营卫失调
} 泻热破瘀

大黄→泻热逐瘀，荡涤实热积滞
芒硝→泻热导滞，软坚散结
} 泻下

丹皮→清热凉血，活血散瘀
桃仁→活血破瘀
冬瓜仁→清肠利湿，引湿热从小便而去，并能排脓消痈
} 破瘀

【配伍特点】

泻下→大黄、芒硝
破瘀→丹皮、桃仁
清利→冬瓜仁
} 清湿热，散瘀滞，通肠腑

【考点重点点拨】病证要点：湿热瘀滞肠道之肠痈初起，有脓无脓均可使用。

大陷胸汤

《伤寒论》

【组成】大黄六两，去皮　芒硝一升　甘遂一钱匕

【功用】泻热逐水破结。

【主治】结胸证。症见从心下至少腹硬满而痛不可近，大便秘结，日晡小有潮热，或短气躁烦，舌上燥而渴，脉沉紧，按之有力。

【证候识别】心下硬满，疼痛拒按，便秘，舌燥。

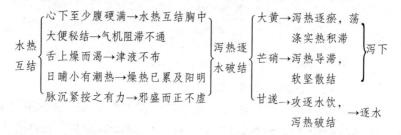

【配伍特点】

$$
\left.\begin{array}{l}泻热\to大黄、芒硝\\逐水\to甘遂\end{array}\right\}峻下
$$

【考点重点点拨】病证要点：水热互结；注意煎服法（大黄水煎，溶芒硝，冲服甘遂末）；注意得快利则止后服；注意与大承气汤主治证的区别。

第二节　温　下　剂

大黄附子汤

《金匮要略》

【组成】大黄三两　附子三枚，炮　细辛二两

【功用】温里散寒，通便止痛。

【主治】寒积腹痛。症见腹痛便秘，胁下或腰胯偏痛，发热，手足厥逆，脉沉弦而紧。

【证候识别】腹痛便秘，手足厥逆。

$$
寒邪积\atop滞互结
\begin{cases}
腹痛→阳气失于温通，气血被阻\\
便秘→寒邪阻于肠道，传导失职\\
胁下偏痛→寒邪凝聚于厥阴\\
发热→积滞留阻，气机被郁\\
手足厥逆→阳气不能布达四肢\\
脉沉弦紧→寒实
\end{cases}
\begin{matrix}温经散\\寒，通便\end{matrix}
\begin{cases}
大黄→泻除积滞，荡涤肠胃\\
附子、细辛→温阳散寒止痛
\end{cases}
$$

【配伍特点】

$$
寒温配伍
\begin{cases}
大黄（量较轻）\\
附子、细辛
\end{cases}
温下，温散寒凝、苦辛通降
$$

【考点重点点拨】病证要点：寒邪与积滞互结；配伍重点是大黄与附子、细辛配伍，大黄去性存用。

温 脾 汤
《千金要方》

【组成】大黄五两　当归　干姜各三两　附子　人参　芒硝　甘草各二两
【功用】温补脾阳，攻下冷积。
【主治】阳虚寒积证。腹痛便秘，脐下绞结，绕脐不止，手足不温，苔白不渴，脉沉弦而迟。
【证候识别】腹痛便秘＋手足不温等中焦虚寒证。

$$
脾阳不足\atop寒积中阻
\begin{cases}
便秘腹痛→{寒实冷积\atop阻于肠间}\\
手足不温→{阳虚四末\atop失于温煦}\\
脉沉弦迟→阴盛里实
\end{cases}
\begin{matrix}温补脾阳，\\攻逐冷积\end{matrix}
\begin{cases}
附子→温肾暖脾\\
干姜→温中助阳
\end{cases}温阳\\
\begin{cases}
大黄→泻下冷积\\
芒硝→润肠软坚
\end{cases}攻下\\
人参、当归→益气养血\\
甘草→调和诸药，助人参益气
$$

【配伍特点】

$$
寓温补于攻下之中
\begin{cases}
附子、干姜\\
大黄、芒硝\\
人参、当归
\end{cases}
温阳以祛寒，攻下不伤正
$$

【考点重点点拨】病证要点有二：一是寒积中阻，二是脾阳不足；配伍重点寒温并用，攻补兼施。

第三节 润 下 剂

麻子仁丸

（又名脾约丸）

《伤寒论》

【组成】麻子仁二升 杏仁一升，去皮尖，熬，别作脂 枳实半斤，炙 大黄一斤，去皮 厚朴一尺，炙，去皮 芍药半斤 白蜜为丸

【功用】润肠泄热，行气通便。

【主治】胃肠燥热，脾约便秘证。大便干结，小便频数。

【证候识别】大便干结，小便频数。

胃强
脾弱
{
大便秘结→胃肠燥热
小便数多→津液不得四布
但输膀胱
}
润肠泄热，
行气通便
{
麻子仁→润肠通便
小承气汤→轻下热结
杏仁→上肃肺气，下润大肠
白芍→养血敛阴，缓急止痛
蜂蜜→缓和攻下之力，兼能润燥
}

【配伍特点】

攻润结合
{
小承气汤（攻）
麻子仁、杏仁（润）
}
使燥热去，阴液复

【考点重点点拨】病证要点：胃强脾弱之脾约证；配伍重点是润下与寒下并用。

五 仁 丸

《世医得效方》

【组成】桃仁 杏仁麸炒，去皮尖，各一两 松子仁一钱二分半 柏子仁半两 郁李仁炒，一钱 陈皮另研末，四两，炼蜜为丸

【功用】润肠通便。

【主治】津枯肠燥证。大便艰难，以及年老和产后血虚便秘，舌燥少津，脉细涩。

【证候识别】大便艰难，舌燥少津。

$$津枯肠燥\begin{cases}大便艰难→胃肠燥热\\舌燥少津→津液不足\end{cases}润肠通便\begin{cases}五仁→润燥滑肠通便\\陈皮→理气行滞\end{cases}$$

【配伍特点】

五仁→仁类多油脂，可润燥滑肠

【考点重点点拨】病证要点：津枯肠燥；配伍重点是大量使用油脂丰富的果仁类药物。

济 川 煎
《景岳全书》

【组成】当归三到五钱　牛膝二钱　肉苁蓉酒洗去咸,二到三钱　泽泻一钱半　升麻五分至七分或一钱　枳壳一钱

【功用】温肾益精，润肠通便。

【主治】肾虚便秘。大便秘结，小便清长，腰膝酸软，舌淡苔白，脉沉迟。

【证候识别】大便秘结，小便清长，腰膝酸软。

$$肾虚精亏\begin{cases}大便秘结→开合失常，传导不利\\小便清长→气化无力，津液不布\\腰膝酸软→肾虚精亏\end{cases}\begin{cases}温肾益精，润肠通便\begin{cases}肉苁蓉→温肾益精，暖腰润肠\\当归→补血润燥，润肠通便\\牛膝→补益肝肾，壮腰膝，性善下行\end{cases}\\助气化，行津液\begin{cases}枳壳→下气宽肠而助通便\\泽泻→渗利小便而泄肾浊\\升麻→以升清阳\end{cases}\end{cases}$$

【配伍特点】

$$升清降浊\begin{cases}泽泻\\升麻\end{cases}降中寓升，欲降先升$$

【考点重点点拨】病证要点：肾虚精亏；配伍重点寓通于补、寓降于升，升麻的作用。

第四节 逐 水 剂

十 枣 汤
《伤寒论》

【组成】芫花熬　甘遂　大戟各等份　大枣肥者十枚

【功用】攻逐水饮。

【主治】1. 悬饮。咳唾胸胁引痛，心下痞硬胀满，干呕短气，头痛目眩，或胸背掣痛不得息，舌苔滑，脉沉弦。

2. 水肿。一身悉肿，尤以身半以下为重，腹胀喘满，二便不利。

【证候识别】咳唾胸胁引痛，或一身悉肿。

水饮停于胸胁 { 胸胁引痛→饮壅气滞 / 咳唾→肺气不利 / 心下痞硬→饮停心下 / 头痛目眩→饮邪上扰 } 攻逐水饮 { 甘遂→行经隧水湿 / 大戟→泻脏腑水湿 / 芫花→消胸胁伏饮痰癖 / 大枣→缓和诸药毒性；培土制水；益气护胃 }

水饮泛溢 { 一身悉肿→三焦不利 / 腹胀喘满→水饮内聚 }

【配伍特点】

逐水不伤正 { 芫花、甘遂、大戟 / 大枣 }

【考点重点点拨】病证要点：水饮壅盛之实证；配伍重点是大枣的作用；注意服法（①三药为散，大枣煎汤送服；②清晨空腹服用，从小量开始，如服后下少，明日加量；三服药得快利后，宜食糜粥以保养脾胃）。

巩固与练习

1. 使用泻下剂的注意事项。

2. 试比较大承气汤、小承气汤、调胃承气汤的功效、主治的异同。

3. 试述温脾汤的功效、主治与组成原则。

4. 试述大黄在大承气汤、温脾汤、麻子仁丸的作用特点。

5. 试述济川煎的配伍特点。

第九章　和解剂

1. 概念　凡是采用调和的方法，以解除少阳半表半里之邪、肝脾功能失调、上下寒热互结、表里同病的方剂，统称和解剂。

2. 适应范围　原为治疗足少阳胆经病证而设，但因胆附于肝，表里关系至为密切，无论肝胆受邪，或本身功能失调，常相互影响，并往往累及脾胃，故肝脾之间失调，上下寒热互结而气机升降失常者，皆可用和解剂治疗。此外，前人以"疟不离少阳"，多将治疟方剂列入和解剂中。

3. 立法依据　《伤寒明理论》言："和者，和其不和也；解者，解化之，使之不争而协其平者也。"

4. 分类　和解少阳，调和肝脾，调和寒热。

5. 注意事项

（1）凡外感疾病，表邪未解，或邪已入里，阳明热甚者，不宜使用和解剂。

（2）凡由劳倦内伤，饮食停滞，气血不足而见寒热者，不宜使用。

（3）七情内伤致肝脾不和者，治宜配合思想开导方法。

第一节　和解少阳

小柴胡汤

《伤寒论》

【组成】柴胡半斤　黄芩三两　人参三两　半夏洗, 半升　甘草炙　生姜切, 各三两　大枣擘, 十二枚

【功用】和解少阳。

【主治】1. 伤寒少阳证。往来寒热，胸胁苦满，默默不欲饮食，心烦喜呕，口苦，咽干，目眩，舌苔薄白，脉弦者。

2. 热入血室证。妇人伤寒，经水适断，寒热发作有时。

3. 黄疸、疟疾以及内伤杂病而见少阳证者。

【证候识别】少阳七症。

【配伍特点】

【考点重点点拨】病证要点：少阳证，但见一证便是，不必悉具；配伍重点是人参、大枣、甘草的配伍意义；注意服用小柴胡汤后常见的三种情况：一是不经汗出而病解，二是濈然汗出而解，三是若患者素体正气不足，服用本方，可有先寒战后发热而汗出的"战汗"现象，属正胜邪却。

蒿芩清胆汤

《重订通俗伤寒论》

【组成】青蒿一钱半至二钱　淡竹茹三钱　仙半夏一钱半　赤茯苓三钱　黄芩一钱半至三钱　生枳壳一钱半　陈广皮钱半　碧玉散（滑石、甘草、青黛）包，三钱

【功用】清胆利湿，和胃化痰。

【主治】少阳湿热证。寒热如疟，寒轻热重，口苦膈闷，吐酸苦水，或呕黄涎而黏，甚则干呕呃逆，胸胁胀疼，小便黄少，舌红苔白腻，间现杂色，脉数而右滑左弦者。

【证候识别】少阳证＋寒轻热重，口苦膈闷，吐酸苦水。

少阳
里热 {
寒热如疟→邪入少阳，表里之间
寒轻热重→邪热偏胜
胸胁苦满→少阳经气不利
干呕呃逆→胆热犯胃，胃失和降
心烦口苦→郁而化热，胆火上炎
}

兼有
痰湿 {
小便黄少→湿阻三焦，水道不利
呕黄涎而黏→痰湿内停，胆胃郁热
}

清胆
利湿 {
青蒿、黄芩→内清为主兼以外透，
　　　　　治少阳里热偏重
仙半夏、陈皮、竹茹、枳壳→
　　　　　理气化痰
赤茯苓、碧玉散→清泄利湿
}

【配伍特点】

内清为主兼以外透 {
青蒿
黄芩
} 治少阳里热偏重

【考点重点点拨】病证要点：少阳湿热痰浊；配伍重点是青蒿和黄芩配伍的意义。

达 原 饮

《温疫论》

【组成】槟榔二钱　厚朴一钱　草果仁五分　知母一钱　芍药一钱　黄芩一钱　甘草五分

【功用】开达膜原，辟秽化浊。

【主治】温疫或疟疾，邪伏膜原证。憎寒壮热，或一日三次，或一日一次，发无定时，胸闷呕恶，头痛烦躁，脉弦数，舌边深红，舌苔垢腻，或苔白厚如积粉。

【证候识别】憎寒壮热，发无定时，苔垢腻。

邪伏膜原 {
憎寒壮热→邪入少阳，表里之间
胸满呕恶→少阳经气不利
心烦口苦→郁而化热，胆火上炎
舌苔垢腻→湿浊内郁
}

直达膜原
宣湿清热 {
槟榔、厚朴、草果→破结逐邪化浊
黄芩→清热燥湿
芍药、知母→滋阴清热
甘草→和中解毒
}

【配伍特点】

治疟配伍 { 槟榔辛散湿邪，化痰破结，使邪速溃 / 厚朴芳香化浊，理气祛湿 / 草果辛香化浊，辟秽止呕，宣透伏邪 } { 气味辛烈，可直达膜原，逐邪外出 }

【考点重点点拨】 病证要点：邪伏膜原之瘟疫或疟疾；配伍重点是常用的治疟药物配伍；注意达原含义（本方配伍可开达膜原，辟秽化浊，清热解毒，使秽浊得化，热毒得清，阴津得复，则邪气溃散，速离膜原）。

第二节　调和肝脾

四 逆 散

《伤寒论》

【组成】 甘草炙　枳实破，水渍，炙干　柴胡　芍药各十分

【功用】 透邪解郁，疏肝理脾。

【主治】 1. 阳郁厥逆证。手足不温，或身微热，或咳，或悸，或小便不利，或腹中痛，或泄利下重者。

2. 肝脾不和证。胸胁胀闷，脘腹疼痛，脉弦。

【证候识别】 胸肋胀闷 + 手足不温。

阳郁厥逆 { 手足不温→阳郁不伸 / 身微热→阳郁化热 / 脘腹疼痛→气机被遏 / 泄利下重→三焦失枢 / 胸胁胀痛→肝气不舒 } 透邪解郁疏肝理脾 { 柴胡→升发阳气，透邪外出，疏肝解郁 / 枳实→理气解郁，泄热破结 / 白芍→敛阴养血柔肝 } 缓急 / 甘草→调和诸药，益脾和中 } 止痛

【配伍特点】

一散一收，一疏一养 { 柴胡 / 芍药 } 理气和血，使气血调和

一升一降 { 柴胡 / 枳实 } 疏畅气机，升清降浊

【考点重点点拨】病证要点：阳气内郁之厥逆或肝郁脾滞；配伍重点是柴胡和白芍的配伍意义。

逍 遥 散

《太平惠民和剂局方》

【组成】甘草 微炙赤，半两　当归 去苗，锉，微炒　茯苓 去皮，白者　白芍药　白术　柴胡 去苗，各一两　烧生姜 一块，切破　薄荷 少许

【功用】疏肝解郁，养血健脾。

【主治】肝郁脾虚血虚证。两胁作痛，头痛目眩，口燥咽干，神疲食少，或月经不调，乳房胀痛，脉弦而虚者。

【证候识别】两胁作痛，神疲食少，月经不调。

肝郁　两胁乳房胀痛→肝气不舒
血虚　头痛目眩→肝郁经气不利　　　疏肝　柴胡→疏肝解郁
脾弱　神疲食少→脾虚失运　　　　　　　　　薄荷→疏散肝经郁滞，透达肝经郁热
　　　月经不调→肝失疏泄　　　　　补血→当归、白芍→养血和血
　　　口燥咽干→血虚失濡　　　　　健脾　术、苓、草→健脾益气
　　　　　　　　　　　　　　　　　　　　　烧生姜→降逆和中

【配伍特点】

疏肝解郁，养血健脾　柴胡／术、苓、草／归、芍　疏中寓养，气血兼顾，肝脾同调，以疏为主

【考点重点点拨】病证要点有三：一是肝气郁结，二是脾气虚弱，三是血虚；配伍重点是疏中寓养，气血兼顾，肝脾同调。

痛泻要方

《丹溪心法》

【组成】白术 炒，三两　白芍药 炒，二两　陈皮 炒，一两五钱　防风 一两
【功用】补脾柔肝，祛湿止泻。
【主治】脾虚肝旺之痛泻。肠鸣腹痛，大便泄泻，泻必腹痛，泻后痛缓，舌苔薄白，脉两关不调，左弦而右缓者。
【证候识别】腹痛泄泻，泻后痛减。

$$
土虚木乘\begin{cases}泻→责之脾虚\\痛→责之肝旺\end{cases}补脾柔肝\begin{cases}白术→补脾燥湿，以治土虚\\白芍→柔肝缓急止痛\\陈皮→理气燥湿，醒脾和胃\\少量防风→助散肝郁，疏脾气，祛风胜湿，\\\qquad\qquad\quad 为脾经引经之药\end{cases}
$$

【配伍特点】

$$
少量升散→\begin{array}{l}白术\\防风\\白芍\end{array}\begin{cases}疏脾气，脾经引经之药\\散肝郁\end{cases}
$$

【考点重点点拨】病证要点：土虚木乘之痛泻；配伍重点是白术重用，防风少量。

第三节　调和肠胃

半夏泻心汤
《伤寒论》

【组成】半夏半升，洗　黄芩　干姜　人参　甘草炙，各三两　黄连一两　大枣十二枚，擘

【功用】和胃降逆，开结除痞。

【主治】寒热互结之痞证。症见心下痞满不痛，干呕或呕吐，肠鸣下利，舌苔薄黄而腻，脉弦。

【证候识别】心下痞满，呕吐泻利。

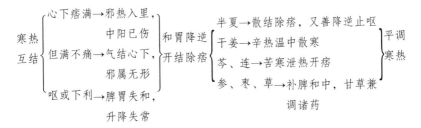

【配伍特点】

寒热并用，辛开苦降 $\left\{\begin{array}{c}姜、夏\\芩、连\end{array}\right\}$ 使邪去正复，气得升降

【考点重点点拨】病证要点：寒热错杂，虚实相兼；配伍重点辛开苦降，寒热并用。

巩固与练习

1. 试述柴胡在小柴胡汤、四逆散、逍遥散中的作用特点。

2. 半夏在小柴胡汤、半夏泻心汤、蒿芩清胆汤中各有什么作用？

3. 痛泻要方中配伍防风的意义为何？

4. 试述逍遥散的组成原则。

第十章 清热剂

1. 概念 凡以清热药为主组成，具有清热、泻火、凉血、解毒等作用，用以治疗里热证的方剂，称清热剂。属于"八法"中的"清法"。

2. 适用范围 里热证。凡表证已解，热已入里，而且里热虽盛，但尚未与有形积滞相结成实的病证，包括外感热病热在气分、热在营血、热闭心窍；外科的热毒痈疡；内科的热在脏腑；以及虚热的热盛阴伤等不同证候，症见但热不寒，心烦口渴，舌红苔黄，脉数等，均可用之。

3. 立法依据 《素问·至真要大论》："热者寒之"，"温者清之"。

4. 分类 清气分热，清营凉血，清热解毒，清脏腑热，清虚热，清热开窍。

5. 注意事项

（1）应用原则为表证已解，热已入里，里热正盛，但尚未结实。

（2）须辨别热证的真假虚实。

（3）服用寒凉之品日久易伤脾胃阳气，应用时不可过量，并可适当配伍健脾和胃之品。

（4）热邪炽盛，服清热药入口即吐者，可采取凉药热服的方法，或于清热剂中少佐辛温之姜汁。

（5）屡用清热泻火而热不退者，为"寒之不寒，是无水也"，当以"壮水滋阴"之法养阴退热。

第一节 清气分热

白 虎 汤

《伤寒论》

【组成】石膏一斤，碎　知母六两　甘草二两，炙　粳米六合

【功用】清热生津。

【主治】气分热盛证。壮热面赤，烦渴引饮，汗出恶热，脉洪大有力。

【证候识别】大热，大汗，大渴，脉洪大的四大证。

$$
\text{阳明气分热盛}\begin{cases}\text{壮热不恶寒→邪传气分，里热炽盛}\\\text{脉洪大有力→热盛于阳明之经}\\\text{大汗出→里热蒸腾，迫津外泄}\\\text{烦渴引饮→热灼津伤，热扰心神}\end{cases}\begin{array}{l}\text{清热}\\\text{生津}\end{array}\begin{cases}\text{生石膏→大寒，清解透表，}\\\qquad\text{以除阳明气分之热}\\\text{知母→助石膏清肺胃之热，}\\\qquad\text{且滋阴润燥}\\\text{粳米、炙草→益胃生津，亦}\\\qquad\text{可防止大寒伤}\\\qquad\text{中之弊}\end{cases}
$$

【配伍特点】

$$
\text{相须配伍}\begin{cases}\text{生石膏—辛甘大寒}\\\text{知母—苦寒质润}\end{cases}\text{清热生津}
$$

【考点重点点拨】病证要点：气分热盛证（亦称阳明经证）之四大症；配伍重点是生石膏与知母的配伍意义；注意四禁（表证未解的无汗发热，口不渴者；脉见浮细或沉者；血虚发热，脉洪不胜重按者；真寒假热的阴盛格阳者）。

竹叶石膏汤

《伤寒论》

【组成】竹叶两把　石膏一斤　半夏半升，洗　麦门冬一升，去心　人参二两　甘草二两，炙　粳米半升

【功用】清热生津，益气和胃。

【主治】伤寒、温病、暑病后期，余热未清，气津两伤。症见身热多汗，心胸烦闷，口干喜饮，虚羸少气，气逆欲呕，或虚烦不寐，舌红苔少而干，脉虚大而数。

【证候识别】身热、多汗、虚烦。

$$
\text{阳明余热未清}\begin{cases}\text{身热→气分之热仍在}\\\text{汗出→里热迫津外泄}\\\text{烦渴引饮→热灼津伤}\end{cases}\text{清余热生津除烦}\begin{cases}\text{生石膏→清解生津}\\\text{竹叶→清热除烦}\end{cases}
$$

气阴
两伤
{
虚羸少气脉虚→气虚
口干舌红少苔→阴伤
气逆欲呕→胃失和降
}
益气阴、和胃降逆
{
人参、麦冬→补气养阴生津
甘草、粳米→和脾养胃
半夏→降逆和胃以止呕逆
}

【配伍特点】

清补
{
生石膏、竹叶
人参、麦冬、粳米、甘草
}
清中寓补，清而不寒，补而不滞，正邪兼顾

【考点重点点拨】病证要点有二：一是余热未尽，二是气阴两伤；配伍重点是清补兼施，邪正兼顾。

第二节 清营凉血

清 营 汤

《温病条辨》

【组成】犀角（水牛角代）三钱　生地黄五钱　玄参三钱　竹叶心一钱　麦冬三钱　丹参二钱　黄连一钱五分　银花三钱　连翘二钱，连心用

【功用】清营透热，养阴活血。

【主治】热入营分证。症见身热夜甚，神烦少寐，时有谵语，目常喜开或喜闭，口渴或不渴，或斑疹隐隐，脉细数，舌绛而干。

【证候识别】身热夜甚 + 神昏 + 斑疹隐隐。

热入
营分
{
身热夜甚→邪热由气传营
神烦少寐或谵语→热扰心神
斑疹隐隐→热伤血络，
　　　　血不循经
}
→
清营
透热
{
犀角（水牛角代）→清解营分之热毒
银花、连翘、竹叶→清热解毒,轻清透泄
黄连→清心解毒
}
养阴
活血
{
生地→凉血滋阴
麦冬→清热养阴生津
玄参→滋阴降火解毒
丹参→清热凉血，并能活血散瘀
}

【配伍特点】

透热
转气
{
银花、连翘、竹叶
犀角（水牛角代）
}
使热邪转出气分而解，又可防止热邪内陷

【考点重点点拨】病证要点：热入营分；配伍重点是透热转气，丹参的作用；注意犀角现用水牛角代。

犀角地黄汤
《千金要方》

【组成】犀角（水牛角代）一两　生地黄八两　芍药三分　牡丹皮一两

【功用】清热解毒，凉血散瘀。

【主治】1. 热入血分证。症见身热谵语，斑色紫黑，舌绛起刺，脉细数。

2. 热伤血络证。症见吐血、衄血、便血、溲血等。

3. 蓄血留瘀。症见善忘如狂，漱水不欲咽，胸中烦痛，自觉腹满，大便色黑易解。

【证候识别】热证＋斑色紫黑等出血瘀血证＋神昏。

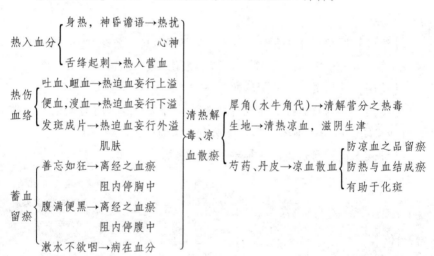

【配伍特点】

清热凉血与活血散瘀并用 ｛犀角（水牛角代）、生地　芍药、丹皮｝ 使热清血宁而无耗血动血之虑，凉血止血又无冰伏留瘀之弊

【考点重点点拨】病证要点有三：一是热毒深陷血分，二是热伤血络，三是热扰心神；配伍重点是凉血散血，清热养阴；注意犀角现用水

牛角代。

【类方比较】犀角地黄汤、神犀丹、化斑汤比较表如下。

方名	组成	功用	主治病机	使用要点
犀角地黄汤	犀角（水牛角代）、生地黄、芍药、牡丹皮	清热解毒凉血散瘀	热入血分	吐血、衄血、便血、溲血等善忘如狂，漱水不欲咽，胸中烦痛，自觉腹满，大便色黑易解，昏狂谵语，斑色紫黑，舌绛起刺
神犀丹	乌犀角尖（水牛角代）、真怀生地、黄芩、银花、连翘、香豉、元参、花粉、紫草、金汁、石菖蒲、板蓝根	清热开窍凉血解毒	用治邪入营血，热深毒重	高热昏谵，斑疹色紫，口咽糜烂，目赤烦躁，舌紫绛
化斑汤	石膏、知母、生甘草、玄参、犀角（水牛角代）、白粳米、甘草	清气凉血	气血两燔之发斑	发热，或身热夜甚，外透斑疹，色赤，口渴或不渴，脉数等

第三节　清热解毒

黄连解毒汤

崔氏方，录自《外台秘要》

【组成】黄连三两　黄芩　黄柏各二两　栀子十四枚，擘

【功用】泻火解毒。

【主治】一切实热火毒，三焦热盛。症见大热烦躁，口燥咽干，错语，不眠，或热病吐血、衄血；或热甚发斑，身热下痢，湿热黄疸，外科痈疽疔毒，小便黄赤，舌红苔黄，脉数有力。

【证候识别】高热、干渴、神昏、出血、发斑等三焦大热证。

热毒充斥三焦 {
口燥咽干→热灼津伤
烦躁错语→热扰神明
吐血衄血→迫血妄行上冲
发斑→迫血泛溢肌肤
痈疽疔毒→热壅肌肉
} 泻火解毒 {
黄连→清泻心火，兼泻中焦之火
黄芩→清上焦之火
黄柏→泻下焦之火
栀子→清泻三焦之火，导热下行，引邪热从小便而出
}

【配伍特点】

$$苦寒直折三焦之火\begin{cases}黄连\to清泻心火，兼泻中焦之火\\黄芩\to清上焦之火\\黄柏\to泻下焦之火\end{cases}$$

【考点重点点拨】病证要点：热毒炽盛、阴津未伤；配伍重点是黄连的作用。

凉膈散

《太平惠民和剂局方》

【组成】川大黄　朴硝　甘草燃，各二十两　山栀子仁　薄荷叶去梗　黄芩各十两　连翘二斤半　竹叶七片　蜂蜜

【功用】泻火通便，清上泄下。

【主治】上中二焦邪郁生热。症见烦躁口渴，面赤唇焦，口舌生疮，睡卧不宁，胸膈烦热，咽痛，吐衄，便秘，溲赤或大便不畅，舌红苔黄，脉滑数及小儿急惊。

【证候识别】胸膈烦热，面赤唇焦，烦躁口渴。

$$热结上中二焦\begin{cases}口燥唇焦\to热灼津伤\\面赤口疮\to热炎头面\\吐血衄血\to火热迫血妄行\\烦躁\to热扰神明\\便秘溲赤\to燥热内结\\睡卧不宁\to火热内扰心神\end{cases}清上泄下\begin{cases}连翘\to轻清透散，清热解毒\\栀子、黄芩\to清上焦之火\\竹叶、薄荷\to轻清疏散，透解火热之邪\\大黄、芒硝\to除中焦之火\\甘草、蜂蜜\to缓和硝、黄峻泻之力，又\\\qquad\qquad能生津润燥，调和诸药\end{cases}$$

【配伍特点】

$$清上泄下\begin{cases}连翘、栀子、黄芩、竹叶、薄荷\\调胃承气\end{cases}以清为主，使上中二焦\\邪热迅速消解$$

$$以泻代清\begin{cases}大黄\\芒硝\end{cases}泻下，使胸膈郁热从大便而泄$$

【考点重点点拨】病证要点：上中二焦热邪炽盛；配伍重点是清泄并用，以泻代清；注意中焦有无成实均可使用本方。

清瘟败毒饮

《疫疹一得》

【组成】生石膏 大剂六两至八两；中剂二两至四两；小剂八钱至一两二钱　小生地 大剂六钱至一两；中剂三钱至五钱；小剂二钱至四钱　犀角（水牛角代）大剂六两至八两；中剂三钱至五两；小剂二两至四两　真川连 大剂四至六钱；中剂二至四钱；小剂一钱至一钱半　栀子　桔梗　黄芩　知母　赤芍　玄参　连翘　甘草　丹皮　鲜竹叶（以上10味，原书无用量）

【功用】清热解毒，凉血泻火。

【主治】温疫热毒，气血两燔证。大热渴饮，头痛如劈，干呕狂躁，谵语神昏，或发斑，或吐血，衄血，四肢或抽搐，或厥逆，脉沉数或沉细而数或浮大而数，舌绛唇焦。

【证候识别】大热渴饮＋狂躁神昏＋发斑或出血证。

气血
两燔 {
大热渴饮→热灼津伤
头痛如劈→火炎头面
吐血衄血→火热迫血妄行
发斑→迫血泛溢肌肤
狂躁神昏→热扰神明
}
气血
两清 {
石膏、知母、甘草→清热泻火保津
栀子、黄芩、黄连→泻火解毒
连翘、竹叶、桔梗、玄参→清解气分热邪
犀角（水牛角代）、生地、赤芍、丹皮
　　　　　　　→清热凉血
}

【配伍特点】

气血两清 {
石膏、知母、甘草
连翘、竹叶、桔梗、玄参、栀子、黄芩、黄连
犀角（水牛角代）、生地、赤芍、丹皮
} 以清气分热为主

【考点重点点拨】病证要点：气血两燔之瘟疫；配伍重点是白虎汤、黄连解毒汤、犀角地黄汤加减合方而成，石膏重用。

普济消毒饮

《东垣试效方》

【组成】黄芩 酒炒　黄连 酒炒，各五钱　陈皮 去白　甘草 生用　玄参　柴胡　桔梗各二钱　连翘　板蓝根　马勃　牛蒡子　薄荷各一钱　僵蚕

升麻各七分

【功用】疏风散邪，清热解毒。

【主治】大头瘟，风热疫毒之邪，壅于上焦。症见发于头面，恶寒发热，头面红肿焮痛，目不能开，咽喉不利，舌燥口渴，舌红苔黄，脉浮数有力。

【证候识别】头面红肿、咽喉不利、舌燥口渴等火热之证。

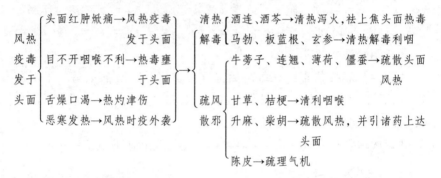

【配伍特点】

一清一散 { 酒连、酒芩（清）
        牛蒡子、连翘、薄荷、僵蚕（散） } 使疫毒得清，风热得散

一升
一降 { 酒连、酒芩（降）
      柴胡、升麻（升） } 疏风热而不使升散太过，清热泻火而无凉遏之弊

【考点重点点拨】病证要点：风热疫毒发于头面之大头瘟；配伍重点是升麻、柴胡的作用，黄芩、黄连的炮制方法。

仙方活命饮

《校注妇人良方》

【组成】白芷　贝母　防风　赤芍药　当归尾　甘草节　皂角刺炒　穿山甲炙　天花粉　乳香　没药各一钱　金银花　陈皮各三钱

【功用】清热解毒，消肿溃坚，活血止痛。

【主治】疮疡肿毒初起。症见红肿焮痛，或身热，恶寒，苔薄白或黄，脉数有力。

【证候识别】局部疮疡的红肿焮痛。

$$\left.\begin{array}{l}阳证痈\\疡热毒\\壅聚\end{array}\right\{\begin{array}{l}局部红肿焮痛\rightarrow热毒壅聚，\\\qquad营气郁滞\\身热凛寒\rightarrow邪正交争于表\end{array}\right.\quad\left.\begin{array}{l}清热\\解毒\\溃脓\end{array}\right\{\begin{array}{l}金银花\rightarrow善清热解毒疗疮\\贝母、花粉\rightarrow清热化痰散结，可使\\\qquad脓未成即消\\山甲、皂刺\rightarrow通行经络，透脓溃坚，\\\qquad可使脓成即溃\\甘草\rightarrow清热解毒，并调和诸药\end{array}\right.$$

$$\rightarrow\left\{\begin{array}{l}清热解毒溃脓\\\\活血行气通络\end{array}\right.\quad\left.\begin{array}{l}活血\\行气\\通络\end{array}\right\{\begin{array}{l}白芷、防风\rightarrow通滞而散其结，使热毒\\\qquad从外透解\\归尾、赤芍、乳香、没药、陈皮\rightarrow行气、\\\qquad活血通络，消肿止痛\\酒\rightarrow通瘀而行周身，助药力直达病所\end{array}\right.$$

【配伍特点】

$$痈肿成脓期与未成脓期常用组合\left\{\begin{array}{l}山甲\\皂刺\end{array}\right\}通经活络，活血消肿，透脓溃坚$$

【考点重点点拨】病证要点：疮疡肿毒初起；配伍重点是清热解毒、活血行气、化痰散结、消肿溃坚合用，穿山甲和皂角刺的作用。

【类方比较】仙方活命饮、五味消毒饮、四妙勇安汤比较表如下。

方名	组成	功用	主治病机	使用要点
仙方活命饮	白芷、贝母、防风、赤芍药、生归尾、甘草节、皂角刺、穿山甲炙、天花粉、乳香、没药、金银花、陈皮	清热解毒，消肿溃坚，活血止痛	疮疡肿毒初起	红肿焮痛，或身热，恶寒，苔薄白或黄，脉数有力
五味消毒饮	银花、野菊花、蒲公英、紫花地丁、紫背天葵子	清热解毒，消散疔疮	各种疔毒	痈疮疖肿，局部红肿热痛，疮形如粟，坚硬如钉，舌红，苔黄，脉数
四妙勇安汤	金银花、玄参、当归、甘草	清热解毒，活血止痛	脱疽	患肢暗红，微肿灼热，溃烂腐臭，疼痛剧烈，舌红，脉数

第四节　清脏腑热

导　赤　散
《小儿药证直诀》

【组成】生地黄　木通　生甘草梢各等份　竹叶

【功用】清心凉血，利水养阴。

【主治】心经热盛，移热于小肠。症见心胸烦热，口渴面赤，意欲饮冷，以及口舌生疮。或心热下移小肠，小溲赤涩刺痛。

【证候识别】心胸烦热，口舌生疮，小溲赤涩刺痛。

心经热盛 {
心胸烦热→心经热盛
口舌生疮→心火循经上炎
口渴饮冷→热灼津伤
}
心热下移小肠→小溲赤涩刺痛→热移小肠，泌别失职

清心利水通淋 {
生地→凉血滋阴以制心火
木通→上清心经之火，下导小肠之热
竹叶→清心除烦，淡渗利窍，导心火下行
生甘草梢→清热解毒，可防木通、生地之寒凉伤胃，尚可直达茎中而止痛，并能调和诸药
}

【配伍特点】

甘寒、苦寒相配 { 生地　木通 } 清心养阴利水兼顾；滋阴制火而不恋邪，利水通淋而不伤阴

【考点重点点拨】病证要点有二：一是心经热盛，二是热移于小肠；配伍重点是清心养阴利水兼顾。

龙胆泻肝汤
《医方集解》

【组成】龙胆草酒炒　柴胡　黄芩炒　栀子酒炒　泽泻　车前子　木

通　当归酒洗　生地黄酒炒　甘草生用

【功用】泻肝胆实火，清肝经湿热。

【主治】1. 肝胆实火上炎证。头痛目赤，胁痛，口苦，耳聋，耳肿，舌红苔黄，脉弦数有力。

2. 肝经湿热下注证。阴肿，阴痒，筋痿，阴汗，小便淋浊，或妇女带下黄臭等，舌红苔黄腻，脉弦数有力。

【证候识别】实火上炎的头面目赤耳肿＋湿热下注的阴痒淋浊。

肝胆实火上炎
{
胁痛→肝胆实火循经旁及两胁
头痛目赤口苦→肝胆实火循经上炎头面
耳聋，耳肿→肝胆实火循经过耳
}
清泻肝胆实火
{
龙胆草→大苦大寒，既泻肝胆实火，又利肝经湿热
黄芩、栀子→苦寒泻火、燥湿清热
泽泻、木通、车前子→导湿热从水道而出
}

肝经湿热下注
{
阴肿，阴痒→肝经湿热下注
小便淋浊→湿热下注膀胱
妇女带下黄臭→湿热下注
}
清利肝经湿热
{
当归、生地→养血滋阴，养肝体助肝用
柴胡→疏肝，且引诸药归于肝经
甘草→调和诸药
}

【配伍特点】

泻补配伍
{
龙胆草、黄芩、栀子
当归、生地
}
泻中有补，清中有养，祛邪不伤正

升降配伍
{
龙胆草
柴胡
}
泻中兼疏，降中有升

【考点重点点拨】病证要点有二：一是肝胆实火上炎，二是肝经湿热下注；配伍重点是治肝四法：清肝、利肝、养肝、疏肝；酒炒胆草、黄芩、栀子的意义。

左 金 丸
《丹溪心法》

【组成】黄连六两，姜汁炒　吴茱萸一两

【功用】清泻肝火，降逆止呕。

【主治】肝经火旺，肝火犯胃证。症见胁肋胀痛，嘈杂吞酸，呕吐

口苦，脘痞嗳气，舌红苔黄，脉弦数。

【证候识别】胁肋胀痛，嘈杂吞酸。

肝火
犯胃
- 胁肋胀痛→肝火循经旁及
- 口苦吞酸→肝经火旺
- 嘈杂脘痞→肝火犯胃
- 呕吐嗳气→胃失和降

清泻肝火
降逆止呕
- 黄连→清泻肝火，清胃止呕
- 吴茱萸→降逆止呕，止痛

【配伍特点】

温清并用 { 黄连　吴茱萸 } 温清并用，以清热为主；苦降辛开，以苦降为主

【考点重点点拨】病证要点：肝火犯胃；配伍重点是温清并用；注意黄连和吴茱萸的用量比例，吴茱萸的作用。

泻白散

《小儿药证直诀》

【组成】地骨皮　桑白皮炒，各一两　甘草炙，一钱　粳米一撮

【功用】泻肺清热，平喘止咳。

【主治】肺热气壅。症见咳嗽或喘，皮肤蒸热，日晡尤甚，舌红苔黄，脉细数。

【证候识别】咳嗽或喘，皮肤蒸热。

肺热
气壅
- 咳嗽或喘→肺有郁热，宣降失常
- 日晡所身热→金旺于日晡时

- 桑白皮→清泻肺热，平喘止咳
- 地骨皮→清降肺中伏火
- 甘草、粳米→养胃和中以扶肺气

【配伍特点】

清中有润、泻中有补 { 桑白皮　地骨皮 } 清泻肺中伏火以消郁热

【考点重点点拨】病证要点：肺中伏火郁热；配伍重点是地骨皮的作用和用量，甘草的用量。

苇 茎 汤

《备急千金要方》

【组成】苇茎切，二升，以水一斗，煮取五升，去滓　薏苡仁半升　瓜瓣半升　桃仁三十枚

【功用】清肺化痰，逐瘀排脓。

【主治】肺痈。症见咳嗽，有微热，甚则咳吐腥臭痰、脓血，胸中隐隐作痛，舌红苔黄腻，脉滑数。

【证候识别】咳嗽，胸中隐隐作痛，咳吐腥臭痰、脓血。

痰热内结，
热壅血瘀

咳嗽痰多→痰热壅肺，肺失清肃
胸中隐痛→痰热瘀血，互阻胸中
咳吐腥臭脓血→热伤血脉，血败肉腐

清肺化痰，逐瘀排脓

苇茎→清肺热，专于利窍，善治肺痈
瓜瓣→清热化痰，利湿排脓
薏苡仁→上清肺热而排脓，下利肠胃而渗湿
桃仁→活血逐瘀，润肠通便

【配伍特点】

清上澈下
苇茎、薏苡仁
薏苡仁、瓜瓣、桃仁
清其热，行其瘀，化痰湿

【考点重点点拨】病证要点：热壅血瘀，肺痈未成已成皆可用。

清 胃 散

《脾胃论》

【组成】当归身　黄连如连不好，更加二分，夏月倍之　生地黄酒制，各三分　牡丹皮五分　升麻一钱

【功用】清胃凉血。

【主治】胃有积热。症见牙痛牵引头痛，面颊发热，其齿恶热喜冷或牙龈溃烂，或牙宣出血或唇舌颊腮肿痛，口气热臭，口舌干燥，舌红苔黄，脉滑大而数。

【证候识别】牙痛＋齿恶热喜凉。

$$胃火\atop牙痛\begin{cases}牙痛牵引头痛→胃有积热，循经上攻\\面热牙龈溃烂→火热攻窜\\口气热臭→胃热上冲\\牙宣出血→热伤血络\\口舌干燥→胃热津伤\end{cases}\quad 清胃\atop凉血\begin{cases}黄连→直折胃腑之热\\升麻→散火解毒，引经\\当归→养血活血，以助消肿止痛\\丹皮→凉血清热\\生地→清热凉血\end{cases}$$

【配伍特点】

$$升阳降火配伍\begin{cases}黄连\\升麻\end{cases}\begin{matrix}黄连得升麻，降中寓升，则泻火而无凉遏之弊\\升麻得黄连，则散火而无升焰之虞\end{matrix}$$

【考点重点点拨】 病证要点：胃有积热；配伍重点是升麻的作用。

玉 女 煎
《景岳全书》

【组成】 生石膏三到五钱　熟地三到五钱或一两　麦冬二钱　知母　牛膝一钱半

【功用】 清胃滋阴。

【主治】 胃热阴虚，烦热干渴，头痛，牙痛，牙龈出血，牙齿动摇，大便时干，舌红苔黄而干，脉洪或滑，按之有虚象。

【证候识别】 牙痛＋牙齿摇动。

$$胃热阴\atop虚牙痛\begin{cases}牙痛、头痛→胃热循经上攻\\牙宣出血→热伤血络\\烦热干渴→热伤阴精\end{cases}\quad 清胃\atop滋阴\begin{cases}生石膏、知母→清胃热而止烦渴\\熟地、知母、麦冬→滋养肾阴\\牛膝→引血下行，补肝肾\end{cases}$$

【配伍特点】

$$滋清兼备，相须为伍→\begin{matrix}石膏\\知母\\熟地\end{matrix}\begin{cases}清阳明有余之火而不损阴\\滋养肾阴\end{cases}$$

【考点重点点拨】 病证要点有二：一是胃中有热，二是肾阴不足；配伍重点是清热与滋阴并进。

葛根黄芩黄连汤

《伤寒论》

【组成】葛根半斤　甘草炙，二两　黄芩三两　黄连三两

【功用】解表清里。

【主治】外感表邪未解，热邪入里。症见身热，下利臭秽，肛门有灼热感，胸脘烦热，口干作渴，喘而汗出，苔黄脉数。

【证候识别】下利臭秽＋口干渴＋喘而汗出。

太阳阳
明合病
$$\left\{\begin{array}{l}身热口渴 \to 表证未解\\喘 \to 里热上蒸\\汗出 \to 外蒸于肌表\\下利臭秽 \to 热邪内迫大肠\end{array}\right.$$
解表
清里
$$\left\{\begin{array}{l}葛根 \to 解表退热，升发脾胃清阳之气\\\qquad 而治下利\\黄连、黄芩 \to 清热燥湿，厚肠止利\\甘草 \to 甘缓和中，调和诸药\end{array}\right.$$

【配伍特点】

解表清里$\left\{\begin{array}{l}葛根\\黄连、黄芩\end{array}\right\}$表里同治，清里为主

【考点重点点拨】病证要点有二：一是表邪未解，二是邪陷阳明；配伍重点是葛根的作用。

芍 药 汤

《保命集》

【组成】芍药一两　当归　黄连各半两　槟榔　木香　甘草炒，各二钱
大黄三钱　黄芩半两　官桂二钱半

【功用】清热燥湿，调和气血。

【主治】湿热痢。症见腹痛便脓血，赤白相兼，里急后重，肛门灼热，小便短赤，舌苔黄腻。

【证候识别】脓血便，赤白相兼，里急后重。

芍药→养血和营、缓急止痛

当归→养血活血

木香、槟榔→行气导滞

黄芩、黄连→清热燥湿

湿热壅	下痢赤白→气血搏结于肠道	和血	大黄→泻下通腑作用可通导湿热
滞肠中	腹痛里急后重→肠道气机阻滞	调气	积滞从大便而去
	小便短赤→湿热下注	通因	少量肉桂→助行血和营，防寒凉
	肛门灼热→湿热内迫	通用	之品冰伏湿邪，且能

防呕逆拒药

甘草→甘缓和中，调和诸药

【配伍特点】

重用→芍药 {当归 调和营血 / 甘草 缓急止痛}

调和气血 {芍药、当归→行血则便脓自愈 / 木香、槟榔→调气则后重自除}

【考点重点点拨】病证要点有二：一是湿热壅滞肠中，二是气血失和；配伍重点是体现"行血则便脓自愈；调气则后重自除"的治法。

白头翁汤

《伤寒论》

【组成】白头翁二两　黄柏三两　黄连三两　秦皮三两

【功用】清热解毒，凉血止痢。

【主治】热毒痢疾。症见热痢腹痛，里急后重，肛门灼热，泻下脓血，赤多白少，渴欲饮水，舌红苔黄，脉弦数。

【证候识别】脓血便，赤多白少，里急后重。

$$\text{热毒深}\\ \text{陷血分}\left\{\begin{array}{l}\text{下痢，赤多白少}\rightarrow\text{气血搏结、}\\ \qquad\qquad\qquad\text{热毒深陷}\\ \text{腹痛，里急后重}\rightarrow\text{肠道气机}\\ \qquad\qquad\quad\text{阻滞}\\ \text{肛门灼热}\rightarrow\text{湿热下迫}\\ \text{渴欲饮水}\rightarrow\text{热盛阴伤}\end{array}\right\}\begin{array}{l}\text{清热解毒}\\ \text{凉血止痢}\end{array}\left\{\begin{array}{l}\text{白头翁}\rightarrow\text{清热解毒，凉血止痢}\\ \text{黄连、黄柏}\rightarrow\text{清热燥湿止痢}\\ \text{秦皮}\rightarrow\text{清热解毒，收涩止痢}\end{array}\right.$$

【配伍特点】

$$\text{清热收涩}\left\{\begin{array}{l}\text{白头翁}\\ \text{秦皮}\end{array}\right\}\text{凉血解毒，收涩止痢}$$

【考点重点点拨】病证要点：热毒深陷血分；配伍重点是秦皮的作用。

第五节　清　虚　热

青蒿鳖甲汤
《温病条辨》

【组成】青蒿二钱　鳖甲五钱　细生地四钱　知母二钱　丹皮三钱
【功用】养阴透热。
【主治】温病后期，阴液耗伤，邪伏阴分，夜热早凉，热退无汗，舌红少苔，脉细数。
【证候识别】夜热早凉，热退无汗。

$$\text{温病后期}\\ \text{邪伏阴分}\left\{\begin{array}{l}\text{夜热}\rightarrow\text{卫阳夜行于}\\ \quad\text{阴，与余热搏结}\\ \text{早凉}\rightarrow\text{卫阳日行于}\\ \quad\text{阳，阳出于阴}\\ \text{热退无汗}\rightarrow\text{阴津已}\\ \quad\text{伤，无以作汗}\end{array}\right\}\begin{array}{l}\text{养阴}\\ \text{透热}\end{array}\left\{\begin{array}{l}\text{鳖甲}\rightarrow\text{直入阴分，滋阴退热，入络搜邪}\\ \text{生地、知母}\rightarrow\text{助鳖甲以养阴退虚热}\\ \text{青蒿}\rightarrow\text{清热透络，引邪外出}\\ \text{丹皮}\rightarrow\text{泄血中伏火，助青蒿清透阴分伏热}\end{array}\right.$$

【配伍特点】

$$\text{先入后出}\left\{\begin{array}{l}\text{鳖甲}\rightarrow\text{青蒿不能直入阴分，有鳖甲领之入也}\\ \text{青蒿}\rightarrow\text{鳖甲不能独出阳分，有青蒿领之出也}\end{array}\right.$$

【考点重点点拨】病证要点有二：一是温病后期，余邪入阴，二是阴液耗伤；配伍重点是青蒿与鳖甲的配伍意义。

当归六黄汤

《兰室秘藏》

【组成】当归　生地黄　黄芩　黄柏　黄连　熟地黄各等份　黄芪加一倍
【功用】滋阴泻火，固表止汗。
【主治】阴虚火旺盗汗。发热盗汗，面赤心烦，口干唇燥，大便干结，小便黄赤，舌红苔黄，脉数。
【证候识别】三焦实火证＋阴虚内热证。

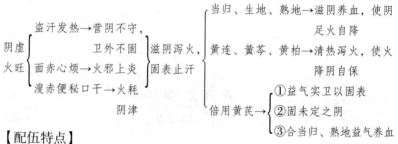

【配伍特点】

标本兼顾 { 当归、生地、熟地→滋阴养血，以培其本
　　　　　 倍用黄芪→益气固表止汗，以治盗汗之标

正本清源 { 黄连、黄芩、黄柏
　　　　　 当归、生地、熟地 } 滋阴降火并举，苦燥无耗阴之弊

【考点重点点拨】病证要点有二：一是实火亢盛，二是阴虚内热；配伍重点是滋阴降火并举。

第六节　祛暑剂

香薷散

《太平惠民和剂局方》

【组成】香薷去土，一斤　白扁豆微炒　厚朴去粗皮，姜制，各半斤　酒一分

【功用】祛暑解表，化湿和中。

【主治】阴暑。恶寒发热，头重身痛，无汗，腹痛吐泻，胸脘痞闷，舌苔白腻，脉浮。

【证候识别】表证＋中焦湿滞证。

夏月感受寒湿 { 恶寒发热→夏月外感寒邪
身痛无汗→卫阳被郁，腠理闭塞
吐泻→湿困脾胃，升降失司
胸闷腹痛→寒湿伤中，气机失畅
头重苔白腻→寒湿之候 } 祛暑解表化湿和中　{ 香薷→解表散寒，祛暑化湿
厚朴→行气化湿而解胸闷
白扁豆→健脾和中，兼能渗湿消暑
酒少许→温散以助药力 }

【配伍特点】

辛温相须配伍 { 香薷　厚朴 } 化湿除满，而解胸闷，去腻苔湿为阴邪，非温不除

【考点重点点拨】病证要点有二：一是外感风寒，二是寒湿困脾。

六 一 散

《素问·宣明论方》

【组成】滑石六两　甘草一两

【功用】清暑利湿。

【主治】暑湿证。身热烦渴，小便不利，或泄泻。

【证候识别】身热烦渴，小便不利。

暑邪夹湿 { 身热→夏月暑热外伤
心烦→暑气通于心
口渴→暑热伤津
小便不利→湿阻膀胱，气化不利
泄泻→湿走肠间 } 清暑利湿 { 滑石→清解暑热，通利水道
生甘草→清热泻火，益气和中 }

【配伍特点】

清暑利湿 { 滑石　生甘草 } 清热而不留湿，利水而不伤阴；暑湿之邪从下焦渗泄，则热、渴、淋、泻诸症可愈

【考点重点点拨】病证要点：暑邪夹湿；配伍重点是滑石和甘草的

用量比例。

清络饮
《温病条辨》

【组成】鲜荷叶边二钱　鲜银花二两　西瓜翠衣二两　鲜扁豆一枝　丝瓜络二钱　鲜竹叶心二钱

【功用】祛暑清热。

【主治】暑热伤肺，邪在气分证。症见身热口渴不甚，但头目不清，昏眩微胀，舌淡红，苔薄白。

【证候识别】身热口渴不甚，头目不清。

暑伤肺经气分 { 身热→夏月暑热伤肺 / 口渴不甚→暑热伤津未甚 / 头目不清→暑热上扰清窍 } 祛暑清热 { 鲜银花→芳香，清解暑热 / 鲜扁豆花→芳香清散，解暑化湿 / 西瓜翠衣→清热解暑，生津解渴 / 丝瓜络→清肺透络 / 鲜荷叶边→祛暑清热之中而有疏散 / 鲜竹叶心→清心而利水 }

【配伍特点】

微暑伤人，不必重剂 { 鲜银花、鲜扁豆、西瓜翠衣 / 鲜荷叶边、丝瓜络、鲜竹叶心 } 辛凉芳香轻药祛暑清热，以免药过病所

【考点重点点拨】病证要点：邪浅病轻，暑伤肺经气分之轻证；配伍重点是药物皆用鲜品，取其气清芬芳，清解暑热之效更优。

桂苓甘露饮
《宣明论方》

【组成】茯苓一两　甘草炙，二两　白术半两　泽泻一两　官桂去皮，二两　石膏二两　寒水石二两　滑石四两　猪苓半两

【功用】祛暑清热，化气利湿。

【主治】中暑受湿。发热头痛，烦渴引饮，小便不利，以及霍乱吐泻，苔腻，脉滑数。

【证候识别】发热头痛，烦渴引饮，小便不利。

$$暑湿\\并重\begin{cases}发热头痛→夏月伤暑\\烦渴引饮→热盛伤津\\小便不利→湿盛膀胱，气化不利\\霍乱吐下→暑湿内盛，内伤脾胃\end{cases}\begin{cases}祛暑清热\\化气利湿\end{cases}\begin{cases}六一散→祛暑清热\\生石膏、寒水石→大寒，清\\\qquad\qquad 内蕴之暑热\\五苓散\\（变桂枝为肉桂）→化气利水行湿\end{cases}$$

【配伍特点】

$$暑湿并重\begin{cases}生石膏、寒水石、滑石→祛暑清热\\五苓散→化气利水行湿\end{cases}$$

【考点重点点拨】病证要点：暑湿并重；配伍重点是三石合五苓散成方。

清暑益气汤

《温热经纬》

【组成】西洋参　石斛　麦冬　黄连　竹叶　荷梗　知母　甘草　粳米　西瓜翠衣（原书未著分量）

【功用】清暑益气，养阴生津。

【主治】暑热气津两伤证。身热自汗，心烦口渴，体倦少气，神疲乏力，小便短赤，脉虚数。

【证候识别】身热，体倦少气，口渴汗多。

$$暑热气\\津两伤\begin{cases}身热→夏月伤暑\\体倦汗多→气虚\\口渴→热盛伤津\end{cases}→\begin{cases}清解暑热\\益气养阴\end{cases}\begin{cases}西瓜翠衣、荷梗→祛暑清热止渴\\黄连、竹叶、知母→清热解暑除烦\\西洋参→益气生津、养阴清热\\石斛、麦冬→益气阴生津\\甘草、粳米→益胃和中\end{cases}$$

【配伍特点】

$$相须为用\begin{cases}西瓜翠衣\\荷梗、黄连、竹叶、知母\end{cases}祛暑清热$$

$$相须为用\begin{cases}西洋参\\石斛、麦冬、甘草、粳米\end{cases}益气养阴$$

【考点重点点拨】病证要点有二：一是暑热未清，二是气津两伤；配伍重点是清暑热而益元气。

巩固与练习

1. 普济消毒饮中配伍升麻、柴胡的意义何在？
2. 试述白虎汤的主治病症及禁忌证。
3. 犀角地黄汤配伍丹皮的意义何在？
4. 左金丸主治肝火犯胃证，为何配伍辛热之吴茱萸？
5. 芍药汤治痢疾为何配伍泻下之大黄？
6. 清胃散中黄连与升麻的配伍意义。
7. 青蒿鳖甲汤中青蒿与鳖甲的配伍意义。
8. 结合主治证病机试述龙胆泻肝汤中配伍生地、当归的意义。
9. 导赤散中生地与木通的配伍意义。
10. 试述凉膈散的配伍特点。
11. 试比较香薷饮与六一散功效主治的异同。

第十一章　温里剂

1. 概念　凡以温里药为主组成，具有温里助阳、散寒通脉等作用，用于治疗里寒证的方剂。

2. 适应范围　里寒证，包括寒邪入里，伤及脏腑、经络所致的中焦虚寒、心肾阳衰、寒凝经脉等证。症见但寒不热，喜温蜷卧，口淡不渴，小便清长，脉沉迟。

3. 立法依据　《素问·至真要大论》："寒者热之"，"治寒以热"。

4. 分类　温中祛寒，回阳救逆，温经散寒。

5. 注意事项

（1）温里剂用药多为辛温燥热之品，中病即止，避免过服伤阴。

（2）注意辨别寒热真假，避免真热假寒，误用热药；真寒假热，误用寒药。

（3）素体火旺，或阴虚失血者，不宜使用本剂，以防劫阴动血。

（4）真寒假热，服药即吐者，可少佐苦寒或咸寒之品，或采取热药冷服的反佐服法。

第一节　温中祛寒

理 中 丸
《伤寒论》

【组成】人参　干姜　甘草炙　白术各三两

【功用】温中祛寒，补气健脾。

【主治】1. 脾胃虚寒证。脘腹绵绵作痛，喜温喜按，呕吐，大便稀溏，脘痞食少，畏寒肢冷，口不渴，舌淡苔白润，脉沉细或沉迟无力。

2. 阳虚失血证。便血、吐血、衄血或崩漏等，血色暗淡，质清稀。

3. 脾胃虚寒所致的胸痹，或病后多涎唾，或小儿慢惊等。

【证候识别】脘腹绵绵作痛，呕吐便溏，畏寒肢冷。

中焦
虚寒
- 脘腹绵绵作痛→阳虚失温，寒性凝滞
- 畏寒肢冷→中阳不足，寒从中生
- 脘痞呕吐便溏→脾胃虚寒，纳运升降失常
- 阳虚失血→便血、吐衄血→阳气虚弱，脾不统血

温中祛寒
补气健脾
- 干姜→温中祛寒，扶阳抑阴
- 人参→补中益气
- 白术→健脾燥湿
- 甘草
  - 合参、术以助益气健脾
  - 缓急止痛
  - 调和药性

脾胃虚
寒诸证
- 胸痹→阴寒上乘，胸阳不振
- 病后多生涎唾→脾气虚寒，不能摄津
- 小儿慢惊→中焦虚寒，土不荣木

【配伍特点】

温补燥并用
- 干姜
- 人参
- 白术

以温补为主，使寒气去，阳气复，中气得补，健运有权

【考点重点点拨】病证要点：脾胃虚寒；配伍重点是温补燥并用。

小建中汤

《伤寒论》

【组成】芍药六两，酒炒　桂枝三两，去皮　炙甘草二两　生姜切，三两
大枣十二枚，擘　饴糖一升

【功用】温中补虚，和里缓急。

【主治】虚劳里急。症见腹中时痛，温按则痛减，舌淡苔白，脉细弦而缓。或心中悸动，虚烦不宁，面色无华或四肢酸楚，手足烦热，咽干口燥。

【证候识别】腹中拘急疼痛，喜温喜按。

中焦虚寒 {
腹中时痛、喜温喜按→阳虚失煦,寒性收引
畏寒肢冷→中阳不足,寒从中生
心中悸动→化源不足,心失所养
面色无华→气血俱虚,不能上呈
手足烦热,咽干口燥→气血不足,营卫不和
} 温中补虚、和里缓急 {
饴糖→温补中焦,缓急止痛
桂枝→温阳散寒
芍药→养阴缓急
姜、枣→补脾温胃,调和营卫
炙甘草→益气和中,调和诸药
}

【配伍特点】

辛甘化阳 {
桂枝
饴糖、炙甘草
} 益气温阳

酸甘化阴 {
饴糖、炙甘草
倍芍药
} 和里益阴,缓急止痛

【考点重点点拨】病证要点:中焦虚寒,气血不足;配伍重点是桂枝和饴糖、炙甘草配伍辛甘化阳,芍药和饴糖、炙甘草配伍酸甘化阴。

【类方比较】小建中汤、黄芪建中汤、当归建中汤、大建中汤比较如下表。

方名	组成	功用	主治病机	使用要点
小建中汤	芍药、桂枝、炙甘草、生姜、大枣、饴糖	温中补虚和里缓急	虚劳里急腹痛	腹中时痛,温按则痛减,舌淡苔白,脉细弦而缓
黄芪建中汤	小建中汤加黄芪	温中补气和里缓急	虚劳里急诸不足,	里急腹痛,喜温喜按,形体羸瘦,面色无华,心悸气短,自汗盗汗
当归建中汤	小建中汤加当归	温补气血缓急止痛	产后腹痛,营气内虚	产后虚羸不足,腹中疼痛不已,吸吸少气,或小腹拘急挛痛引腰背,不能饮食者
大建中汤	蜀椒、干姜、人参、胶饴	温中补虚降逆止痛	中阳衰弱,阴寒内盛	腹痛连及胸脘,痛势剧烈,其痛上下走窜无定处,或腹部时见块状物上下攻撑作痛,呕吐剧烈,不能饮食,手足厥冷,舌质淡,苔白滑,脉沉伏而迟

吴茱萸汤

《伤寒论》

【组成】吴茱萸一升，汤洗　人参三两　大枣十二枚，擘　生姜切，六两

【功用】温中补虚，降逆止呕。

【主治】1. 肝胃虚寒证。症见食谷欲呕，胸膈满闷，或胃脘作痛，吞酸嘈杂。

2. 厥阴头痛，干呕吐涎沫。

3. 少阴吐利，手足逆冷，烦躁欲死者。

【证候识别】食后欲吐，或颠顶头痛，干呕吐涎沫。

肝胃虚寒 { 食谷欲呕→胃失和降，浊阴上逆
畏寒肢冷→阳虚失温，寒性凝滞
胃脘作痛→脾胃虚寒，寒性收引
吞酸嘈杂→肝气犯胃 }

厥阴头痛→干呕吐涎沫→中焦虚寒，浊阴上逆

少阴 { 吐利→胃失和降，脾不升清
手足逆冷→脾肾阳虚，不能温煦 }

温中补虚、降逆止呕 { 吴茱萸→温胃暖肝肾，通治三经，降逆止呕
生姜→温胃散寒，降逆止呕
人参→益气健脾
大枣→合人参以益脾气 }

【配伍特点】

相须配伍 { 吴茱萸　生姜 } 温胃散寒，降逆止呕

温补降逆并施 { 吴茱萸、生姜　人参、大枣 } 温补而降，以温降为主

【考点重点点拨】病证要点：中焦虚寒，浊阴上逆；配伍重点是生姜重用。

第二节　回阳救逆

四逆汤

《伤寒论》

【组成】附子一枚，生用，去皮，破八片　干姜一两半　甘草炙，二两

【功用】回阳救逆。

【主治】1. 少阴病。症见四肢厥逆，恶寒蜷卧，呕吐不渴，腹痛下利，神衰欲寐，舌苔白滑，脉象微细。

2. 太阳病误汗亡阳。

【证候识别】四肢厥逆，神衰欲寐，面色苍白，脉微细。

$$
\text{阳衰}\atop\text{阴盛}
\left\{
\begin{array}{l}
\text{四肢厥逆}\rightarrow\text{阳虚不能温煦周身四末}\\
\text{恶寒蜷卧}\rightarrow\text{阴寒内盛}\\
\text{腹痛吐利}\rightarrow\text{肾脾阳气衰微}
\end{array}
\right\}
\text{回阳}\atop\text{救逆}
\left\{
\begin{array}{l}
\text{生附子}\rightarrow\text{温壮元阳，破散阴寒，}\\
\qquad\qquad\text{回阳救逆}\\
\text{干姜}\rightarrow\text{温中散寒，助阳通脉，}\\
\qquad\quad\text{益气补中}\\
\text{炙甘草}\rightarrow\text{甘缓姜、附峻烈之性，}\\
\qquad\qquad\text{解附子毒}
\end{array}
\right.
$$

【配伍特点】

$$
\text{辛热相须配伍}
\left\{
\begin{array}{l}
\text{生附子}\\
\text{干姜}
\end{array}
\right\}
\text{先天后天同温，既走又守，疗效快且持久}
$$

【考点重点点拨】病证要点：阳衰阴盛之厥逆；配伍重点是附子和干姜的配伍意义，"附子无干姜不热"。

【类方比较】四逆汤、通脉四逆汤、四逆加人参汤、白通汤比较如下表。

方名	组　成	功用	主治病机	使用要点
四逆汤	附子、干姜、甘草	回阳救逆	少阴病四肢厥逆	四肢厥逆，神衰欲寐，面色苍白，脉微细
通脉四逆汤	附子大者，一枚、干姜三两、甘草	回阳通脉	少阴病，阴盛格阳	下利清谷，里寒外热，手足厥逆，脉微欲绝，身反不恶寒，其人面色赤，或腹痛，或干呕，或咽痛，或利止，脉不出者
四逆加人参汤	四逆汤加人参	回阳救逆，益气固脱	少阴病，阳亡液脱	四肢厥逆，恶寒蜷卧，脉微而复自下利，利虽止而余症仍在
白通汤	葱白、干姜、生附子	通阳破阴	少阴病阴盛戴阳证	手足厥逆，下利，脉微

第三节　温经散寒

当归四逆汤
《伤寒论》

【组成】当归三两　桂枝三两，去皮　芍药三两　细辛三两　甘草二两，炙　通草二两　大枣二十五枚，擘

【功用】温经散寒，养血通脉。

【主治】1. 阳气不足而又血虚，外受寒邪。症见手足厥寒，舌淡苔白，脉细欲绝或沉细。

2. 寒入经络，腰、股、腿、足肩臂疼痛者。

【证候识别】手足厥寒，舌淡苔白，脉细欲绝。

血虚受寒 { 手足厥寒→寒阻阳气，不能温煦四末　脉细欲绝→血虚不能充盈血脉 } → { 养血通脉 { 当归、白芍→养血和血　大枣、甘草→益气健脾养血 }　温经散寒→桂枝、细辛、木通→温经散寒，温通血脉 }

【配伍特点】

温阳散寒，养血通脉 { 归、芍、枣、草　桂枝、细辛、通草 } 温而不燥，补而不滞

【考点重点点拨】病证要点有二：一是寒凝经脉，二是素体血虚；配伍重点是桂枝汤加减而成；组成中含有木通：汉代通草即木通。

黄芪桂枝五物汤
《伤寒论》

【组成】黄芪三两　芍药三两　桂枝三两　生姜六两　大枣十二枚

【功用】益气温经，和营通痹。

【主治】血痹证，肌肤麻木不仁，脉微涩而紧。

【证候识别】肌肤麻木不仁，脉微涩而紧。

风寒痹 { 肌肤麻木不仁→风寒痹阻，血行不畅
阻血脉 { 脉微涩而紧→素体气血不足，风寒外受 } 养血通脉 { 桂枝汤去甘草倍生姜→温通血脉，温养通痹
黄芪→益气固表，于气分中调其血

【配伍特点】

益气温阳，和血通痹 { 黄芪→桂枝得黄芪而振奋卫阳
桂枝→黄芪得桂枝固表而不留邪

【考点重点点拨】病证要点有二：一是素体气血不足，二是风寒痹阻血脉；配伍重点是桂枝汤加减而成。

阳 和 汤

《外科证治全生集》

【组成】熟地一两 肉桂一钱，去皮，研粉 麻黄五分 鹿角胶三钱 白芥子二钱 姜炭五分 生甘草一钱

【功用】温阳补血，散寒通滞。

【主治】阴疽，由阳虚寒凝所致。如贴骨疽、脱疽、流注、痰核、鹤膝风等属于阴寒证之类。症见患处漫肿无头，酸痛无热，皮色不变，口中不渴，舌苔淡白，脉沉细等。

【证候识别】患处漫肿无头，皮色不变，酸痛无热。

阴虚 { 漫肿无头、酸痛无热→营血不足，寒凝痰滞
寒凝 { 舌苔淡白，脉沉细→虚寒之象 } → 温阳补血 { 熟地黄→温补营血，填精补髓
鹿角胶→温肾阳，益精血
肉桂、姜炭→均入血分，温阳散寒，温通血脉
散寒通滞 { 白芥子→可达皮里膜外，温化寒痰，通络散结
少量麻黄→辛温达卫，宣通毛窍，开肌腠，散寒凝
生甘草→解毒而调药

【配伍特点】

开腠理，散寒凝 { 麻黄
肉桂、炮姜 } 腠理一开，寒凝一解，气血乃行，毒亦随之消矣

一散一补 $\left\{\begin{array}{l}麻黄\\熟地\end{array}\right\}$ 补血不滞邪，温散不伤阴

【考点重点点拨】病证要点：阳虚寒凝；配伍重点是麻黄的用量和作用。

巩固与练习

1. 试述理中丸中干姜配伍人参的意义。

2. 试述小建中汤的药物配伍特点。该方是如何体现"甘温除热"的？

3. 吴茱萸汤重用生姜有何意义？

4. 试述四逆汤中干姜、附子的配伍意义。

5. 试述四逆散、四逆汤、当归四逆汤的区别。

第十二章 表里双解剂

1. 概念 凡以解表药和治里药配合为主组成，具有表里同治作用，治疗表里同病的方剂。

2. 适应范围 表里同病是指表证（包括表寒证、表热证、表实证、表虚证）和里证（包括里寒证、里热证、里实证、里虚证）同为主证的复杂病证，若表证为主证，而里证只属于兼证或次症时，则不属于表里同病，只需要在解表剂的佐助药中加减药味即可解决。

3. 立法依据 对于表证未除里证又急者，如仅用发散，则在里之邪不得去；仅治其里，则在外之邪不得解，此时只宜表里同治，使病邪得以消解。

4. 分类 解表清里，解表攻里，解表温里，解表扶正。

5. 注意事项

（1）必须具备表里同病，并同为主证者，方可使用本类方剂。

（2）必须辨别表证与里证的寒、热、虚、实复杂关系，然后有针对性地选择成方或自组方剂。

大柴胡汤
《金匮要略》

【组成】柴胡半斤　黄芩三两　芍药三两　半夏半斤，洗　枳实四枚，炙　大黄二两　生姜五两，切　大枣十二枚

【功用】和解少阳，内泻热结。

【主治】少阳阳明合病。症见往来寒热，胸胁苦满，呕不止，郁郁微烦，心下满痛或心下痞硬，大便不解或协热下利，舌苔黄，脉弦有力。

【证候识别】小柴胡证＋承气汤证。

少阳证 $\begin{cases} 往来寒热 \to 邪入少阳，表里之间 \\ 胸胁苦满 \to 少阳经气不利 \\ 呕不止 \to 胆热犯胃，胃失和降 \\ 郁郁微烦 \to 郁而化热，胆火上炎 \end{cases}$

热入阳明 $\begin{cases} 心下痞硬或满痛 \to 邪气化热， \\ \qquad\qquad 热入阳明 \\ 便秘或协热下利 \to 病邪已进 \\ \qquad\qquad 入阳明 \end{cases}$

和解 $\begin{cases} 柴胡、黄芩 \to 外透内清，共解 \\ \qquad 少阳之邪 \\ 大黄、枳实 \to 内泻阳明热结， \\ \qquad 行气消痞 \\ 半夏、生姜 \to 和胃降逆止呕， \\ \qquad 除烦满 \\ 芍药 \to 柔肝缓急止痛 \\ 枣 \to 扶正祛邪，防止邪气内传 \end{cases}$

【配伍特点】

和下并举 $\begin{cases} 柴胡、黄芩 \\ 大黄、枳实 \end{cases}$ 和解少阳为主，辅以内泻阳明

【考点重点点拨】病证要点有二：一是邪入少阳，二是阳明成实；配伍重点是小柴胡汤与小承气汤两方加减合成。

五 积 散

《太平惠民和剂局方》

【组成】白芷　川芎　炙甘草　茯苓去皮　当归去芦　肉桂去粗皮　芍药　半夏汤洗七次　陈皮去白　枳壳去瓤，炒　麻黄去根节，各六两　苍术米泔浸，去皮，二十四两　干姜爁，四两　桔梗去芦头，十二两　厚朴去粗皮，四两　生姜三片

【功用】发表温里，顺气化痰，活血消积。

【主治】外感风寒，内伤生冷。症见身热无汗，头疼身痛，项背拘急，恶食呕吐，脘腹冷痛，咳痰胸满，舌苔薄白而腻，脉浮或沉迟，以及妇女血气不和，心腹疼痛，月经不调等属于寒性者。

【证候识别】表寒证＋湿伤脾胃证＋痰饮证＋血瘀证。

外感风寒 $\begin{cases} 身热无汗 \to 风寒袭表 \\ 头疼身痛 \to 经脉不畅 \end{cases}$ 发表 $\to$ 麻黄、白芷、生姜 $\to$ 发汗散寒，以解表邪

$$内伤\\生冷\begin{cases}脘腹冷痛\rightarrow脾胃阳气受损\\咳痰胸满\rightarrow痰湿内停\\恶食呕吐\rightarrow气机升降失常\end{cases}消积\begin{cases}苍术、厚朴\rightarrow燥湿运脾，以消湿积\\陈皮、半夏、茯苓\rightarrow理气化痰渗湿，以消痰积\\当归、芍药、川芎\rightarrow活血养血，行气止痛以\\\quad消血积\\枳壳、桔梗、陈皮、厚朴\rightarrow行气开肺，升降\\\quad气机以消气积\\干姜\rightarrow温中散寒，以消寒积\end{cases}$$

【配伍特点】

$$表里同治\begin{cases}麻黄、白芷、生姜\\消五积诸药\end{cases}发表温里，顺气化痰，活血消积$$

【考点重点点拨】病证要点有四：一是外感风寒，二是内伤生冷，三是痰湿内阻，四是血瘀气滞；配伍重点是平胃散合二陈汤及四物汤（去地黄）加减合方。

防风通圣散

《素问·宣明论方》

【组成】防风　荆芥　连翘　麻黄　薄荷　川芎　当归　白芍炒　白术　黑山栀　大黄酒蒸　芒硝后下，各五钱　石膏　黄芩　桔梗各一两　甘草二两　滑石三两　生姜三片

【功用】疏风解表，泻热通便

【主治】风热壅盛，表里俱实。症见憎寒壮热，头目昏眩，目赤睛痛，口苦口干，咽喉不利，胸膈痞满，涕唾黏稠，大便秘结，小便赤涩。并治疮疡肿痛，肠风痔漏，丹斑隐疹等。

【证候识别】表寒证 + 里热证 + 里实证。

$$\begin{cases}外感\\风邪\begin{cases}憎寒壮热\rightarrow风寒袭表\\头昏目赤\rightarrow热邪上受\\口苦口干\rightarrow热盛伤津\end{cases}\\内有\\蕴热\begin{cases}便秘溲赤\rightarrow内热壅盛\\胸膈痞满\rightarrow热壅胸膈\\涕唾黏稠\rightarrow热灼津液\end{cases}\end{cases}\rightarrow\begin{cases}发表\rightarrow麻黄、防风、荆芥、薄荷\rightarrow疏风解表\\清里\begin{cases}大黄、芒硝\rightarrow泻热通便\\滑石、栀子\rightarrow清热利湿\\石膏、连翘、黄芩、桔梗\rightarrow泻火解毒\end{cases}\\扶正\begin{cases}当归、芍药、川芎\rightarrow益阴活血养血\\白术、甘草\rightarrow益气健脾和中\\生姜\rightarrow鼓舞胃气，防寒凉伤胃\end{cases}\end{cases}$$

【配伍特点】

表里同治 $\begin{cases} 麻黄、防风、荆芥、薄荷 \\ 清里诸药 \end{cases}$ $\Big\}$ 邪气从上下内外分消

兼顾正气→扶正诸药 $\begin{cases} 发表诸药 \\ \\ 清里诸药 \end{cases}$ $\begin{matrix} \Big\} 汗不伤表 \\ \\ \Big\} 下不伤里 \end{matrix}$

【考点重点点拨】病证要点有二：一是外感风邪，二是里有蕴热；配伍重点是解表、清热、攻下并用。

巩固与练习

1. 大柴胡汤的配伍特点是什么？

2. 如何识别五积散的主治证候？

3. 防风通圣散和消风散的立法有何差异？

第十三章　补益剂

1. 概念　凡以补益药为主组成，具有滋养、补益人体气血阴阳不足，用以治疗各种虚证的方剂。

2. 适应范围　虚证。人体虚损不足诸证，类别很多，归纳起来则有气虚、血虚、阴虚、阳虚四类，因此，运用补益剂也分为补气、补血、补阴、补阳四种。脏腑虚损诸证，可以各按脏腑所虚的不同，分别使用上述不同补法。

3. 立法依据　"虚者补之"（《素问·三部九候论》），"形不足者，温之以气；精不足者，补之以味"（《素问·阳阴应象大论》）。

4. 分类　补气，补血，气血双补，补阴，补阳，阴阳双补。

5. 注意事项

（1）必须辨别虚实真假。前人有谓："大实之病，反有羸状，至虚之病，反有盛势。"前者是指真实假虚，若误补则实者愈实；后者是指真虚假实，若误攻则虚者愈虚。

（2）常服、久服补益之剂，必须因证制宜，适当配伍健脾、和胃、理气等药品，即补益每兼理气、调胃之义。

第一节　补　　气

四君子汤
《太平惠民和剂局方》

【组成】人参去芦　白术　茯苓去皮（各9g）　甘草炙（6g）

【功用】益气健脾。

【主治】脾胃气虚证。面色萎白，语声低微，气短乏力，食少便溏，舌淡苔白，脉虚弱。

【证候识别】面色＋语声＋气力＋饮食＋大便及舌脉等的气虚样

改变。

$$
脾胃\\气虚
\begin{cases}
面色萎白\rightarrow气血不足，不能上荣\\
四肢乏力\rightarrow四肢肌肉无所禀受\\
饮食减少\rightarrow脾失健运\\
大便溏薄\rightarrow脾虚湿浊内生\\
气短声低\rightarrow母虚子弱，肺气不足
\end{cases}
益气\\健脾
\begin{cases}
人参\rightarrow大补脾胃之虚\\
白术\rightarrow健脾燥湿\\
茯苓\rightarrow健脾渗湿\\
炙甘草\rightarrow益气和中，调和诸药
\end{cases}
$$

【配伍特点】

相须配伍$\begin{cases}白术\\茯苓\end{cases}$健脾助运；祛湿以防脾虚生湿；使全方补而不滞

补中兼行$\begin{cases}人参、白术、炙甘草\\茯苓\end{cases}$益气健脾为主，平补脾胃

【考点重点点拨】病证要点：脾胃气虚；配伍重点是平补脾胃。

【类方比较】四君子汤、六君子汤、异功散、保元汤、香砂六君子汤比较表如下。

方名	组　成	功　用	主治病机	使用要点
四君子汤	人参、白术、茯苓、炙甘草	益气健脾	脾胃气虚证	面色萎白，语声低微，气短乏力，食少便溏，舌淡苔白，脉虚弱
六君子汤	四君子汤加陈皮、半夏	益气健脾，燥湿化痰	脾胃气虚兼痰湿证	食少便溏，胸脘痞闷，呕逆
异功散	四君子汤加陈皮	益气健脾，行气化滞	脾胃气虚兼气滞证	饮食减少，大便溏薄，胸脘痞闷不舒，或呕吐泄泻等
保元汤	黄芪、人参、炙甘草、肉桂	益气温阳	虚损劳怯，元气不足证	倦怠乏力，少气畏寒；以及小儿痘疮，阳虚顶陷，不能发起灌浆者
香砂六君子汤	六君子汤加砂仁、木香、生姜	益气健脾，行气化痰	脾胃气虚，痰阻气滞	呕吐痞闷，不思饮食，脘腹胀痛，消瘦倦怠，或气虚肿满

参苓白术散

《太平惠民和剂局方》

【组成】莲子肉去皮，一斤　薏苡仁一斤　缩砂仁一斤　桔梗炒，令深黄色，一斤　白扁豆姜汁浸，去皮，微炒，一斤半　白茯苓二斤　人参二斤　甘草炒，二斤　白术二斤　山药二斤

【功用】益气健脾，渗湿止泻。

【主治】脾虚夹湿证。饮食不化，胸脘痞闷，肠鸣泄泻，或咳嗽痰多色白，四肢乏力，形体消瘦，面色萎黄，舌淡苔白腻，脉虚缓。

【证候识别】脾虚证 + 肠鸣泄泻或咳痰多而白稀。

脾虚湿盛 {
饮食不化→脾失健运湿浊内生
乏力消瘦→肢体肌肉失养
胸脘痞闷→湿滞中焦，阻遏气机
肠鸣泄泻→升降失常，清浊不分
咳嗽痰多色白→痰湿阻肺，肺失宣降
} 益气渗湿 健脾止泻 {
四君子汤→益气健脾
山药、莲子肉→健脾益气，兼能止泻
白扁豆、薏苡仁→健脾渗湿
砂仁→醒脾和胃，行气化滞
桔梗→宣肺利气，通调水道，又能载药上行，培土生金
甘草→健脾和中，调和诸药
}

【配伍特点】

补消兼行 {
益气健脾诸药
渗湿止泻诸药
} 补中寓消，虚实并治

升降并用 {
桔梗上行
渗利之品下行
} 降而寓升，降而无过

【考点重点点拨】病证要点有二：一是脾虚，二是湿盛；配伍重点是补消并行、升降同施，培土生金。

补中益气汤

《内外伤辨惑论》

【组成】黄芪病甚、劳役热甚者，一钱　甘草炙，各五分　人参去芦，三分　当归酒焙干或晒干，二分　橘皮不去白，二分或三分　升麻二分或三分　柴胡二

分或三分　白术三分

【功用】补中益气，升阳举陷。

【主治】1. 脾虚气陷证。饮食减少，体倦肢软，少气懒言，面色萎黄，大便稀溏，舌淡脉虚；以及脱肛，子宫脱垂，久泻久痢，崩漏等。

2. 气虚发热证。身热自汗，渴喜热饮，气短乏力，舌淡，脉虚大无力。

【证候识别】脾虚证，中气下陷证和气虚发热三证。

$$
\text{脾虚气陷}\begin{cases}\text{纳呆便溏}\to\text{脾胃气虚，纳运乏力}\\\text{体倦乏力，面色萎黄}\to\text{生化乏源，}\\\qquad\text{肢体肌肉失养}\\\text{脱肛久利子宫下垂}\to\text{清阳不升，}\\\qquad\text{中气下陷}\end{cases}
$$

$$
\text{气虚发热}\begin{cases}\text{发热}\to\text{清阳陷于下焦，郁遏不达}\\\text{自汗}\to\text{气虚腠理不固}\\\text{渴喜热饮}\to\text{虚热灼津}\end{cases}
$$

$$
\text{补中}\atop\text{益气}\begin{cases}\text{黄芪}\to\text{补中益气，升阳固表}\\\text{参、术、草}\to\text{补气健脾}\\\text{当归}\to\text{养血和营}\\\text{陈皮}\to\text{理气和胃}\end{cases}
$$

升阳举陷：少量升麻、柴胡

【配伍特点】

$$
\text{升清}\atop\text{配伍}\begin{cases}\text{升麻引阳明清气上升}\\\text{柴胡引少阳清气上行}\end{cases}\text{轻清，增强黄芪升提作用，并为引经}
$$

$$
\text{补行并用}\begin{cases}\text{补益诸药}\\\text{少量行气药}\end{cases}\text{调气机升降，又使补而不滞}
$$

【考点重点点拨】病证要点有二：一是脾虚气陷，二是气虚发热；配伍重点是甘温除热，升麻、柴胡的用量和作用。

【类方比较】补中益气汤、升阳益胃汤、升陷汤、举元煎比较表如下。

方名	组成	功用	主治病机	使用要点
补中益气汤	黄芪、甘草、人参、当归、橘皮、升麻、柴胡、白术	补中益气升阳举陷	脾虚气陷证气虚发热证	饮食减少，体倦肢软，少气懒言，面色萎黄，大便稀溏，舌淡脉虚；以及脱肛，子宫脱垂，久泻久痢，崩漏等。身热自汗，渴喜热饮，气短乏力，舌淡，脉虚大无力

续表

方名	组 成	功 用	主治病机	使用要点
升阳益胃汤	黄芪、半夏、人参、炙甘草、独活、防风、白芍药、羌活、橘皮、茯苓、柴胡、泽泻、白术、黄连	益气升阳清热除湿	脾胃气虚，湿郁生热证	怠惰嗜卧，四肢不收，肢体重痛，口苦舌干，饮食无味，食不消化，大便不调
升陷汤	生黄芪、知母、柴胡、桔梗、升麻	益气升陷	胸中大气下陷证	气短不足以息，或努力呼吸，有似乎喘，或气息将停，危在顷刻，脉沉迟微弱，或参伍不调
举元煎	人参、黄芪、炙甘草、升麻、白术	益气升提	气虚下陷，血崩血脱，亡阳垂危等证	血崩、血脱证

生 脉 散

《医学启源》

【组成】人参五分　麦门冬五分　五味子七粒

【功用】益气生津，敛阴止汗。

【主治】1. 温热、暑热，耗气伤阴证。汗多神疲，体倦乏力，气短懒言，咽干口渴，舌干红少苔，脉虚数。

2. 久咳伤肺，气阴两虚证。干咳少痰，短气自汗，口干舌燥，脉虚细。

【证候识别】自汗、体倦、气短等气虚证＋咽干、口渴、舌红等阴虚证；干咳自汗等在肺的气阴两虚。

<pre>
暑热耗   ┌ 汗多→气虚不固，津液外泄 ┐
伤气阴   ┤ 体倦乏力→暑热伤气   │
          └ 咽干口渴→暑热伤津   │   ┌ 人参→益元气,补肺气,生津液
                                  ├ 益气生津 ┤ 麦门冬→养阴清热,润肺生津
          ┌ 干咳少痰→肺气宣降失常, │ 敛阴止汗 └ 五味子→敛肺止汗,生津止渴
久咳气   │   津伤   │
阴两虚   ┤ 自汗→肺气不足，腠理不固 │
          └ 口干舌燥→津液不足   ┘
</pre>

【配伍特点】

$$\left.\begin{array}{l}一补\to人参\\一润\to麦冬\\一敛\to五味子\end{array}\right\}气复津生，汗止阴存，气充脉复$$

【考点重点点拨】病证要点：气阴两虚；配伍重点是补润敛并用。

玉屏风散

《医方类聚》

【组成】防风一两　黄芪蜜炙　白术各二两

【功用】益气固表止汗。

【主治】表虚自汗。汗出恶风，面色㿠白，舌淡苔薄白，脉浮虚。亦治虚人腠理不固，易感风邪。

【证候识别】汗出恶风等肺气虚证。

$$表虚\left\{\begin{array}{l}自汗恶风\to腠理不固\\易感外邪\to正虚邪凑\end{array}\right.益气固表止汗\left\{\begin{array}{l}黄芪\to大补脾肺之气，固表止汗\\白术\to健脾益气\\防风\to走表而散风御邪\end{array}\right.$$

【配伍特点】

$$补中寓散\left\{\begin{array}{l}黄芪\to黄芪得防风，则固表而不留邪\\防风\to防风得黄芪，则祛风而不伤正\end{array}\right.$$

$$培土生金\left.\begin{array}{l}黄芪\\白术\end{array}\right\}益气固表$$

【考点重点点拨】病证要点：表虚自汗；配伍重点是黄芪和防风的配伍意义。

完带汤

《傅青主女科》

【组成】白术土炒，一两　山药炒，一两　人参二钱　白芍酒炒，五钱　车前子酒炒，三钱　苍术制，二钱　甘草一钱　陈皮五分　黑芥穗五分　柴胡六分

【功用】补脾疏肝，化湿止带。

【主治】脾虚肝郁，湿浊带下。带下色白，清稀如涕，面色㿠白，倦怠便溏，舌淡苔白，脉缓或濡弱。

【证候识别】带下色白，倦怠便溏。

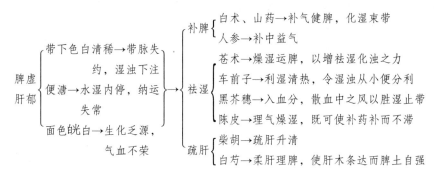

【配伍特点】

寓补于散 { 白术、山药 ／ 陈皮、柴胡、黑芥穗 } 大量者用以补养，小量者用以消散

【考点重点点拨】病证要点有二：一是脾虚肝郁，二是湿下重浊；配伍重点是重用白术、山药，培土抑木的配伍思想；柴胡、白芍配伍、养肝体合肝用。黑芥穗的配伍意义。

第二节 补 血

四 物 汤

《仙授理伤续断秘方》

【组成】当归去芦，酒浸炒 川芎 白芍 熟干地黄酒蒸，各等份

【功用】补血和血。

【主治】营血虚滞证。头晕目眩，心悸失眠，面色无华，妇人月经不调，量少或经闭不行，脐腹作痛，舌淡，口唇、爪甲色淡，脉细弦或细涩。

【证候识别】面色、唇甲色淡，头晕心悸，月经不调等血虚证。

$$营血\ 虚滞\begin{cases}面色无华,唇甲色淡→营血亏虚,\\ \qquad\qquad\qquad 失于濡养\\ 头晕目眩→血虚无以上荣\\ 心悸失眠→血虚则心神失养\\ 月经不调→肝血不足,血行不畅\\ 脐腹疼痛→血行不畅、不荣则痛\end{cases}$$

$$\begin{matrix}补血\\ 调血\end{matrix}\begin{cases}熟地→滋养阴血,补肾填精\\ 当归→补血,活血\\ 白芍→养血益阴\\ 川芎→活血行气\end{cases}$$

【配伍特点】

$$动静结合\begin{cases}熟地、白芍\\ 当归、川芎\end{cases}补血而不滞血,行血而不伤血$$

【考点重点点拨】病证要点有二：一是营血亏虚，二是血行滞涩；配伍重点是芎归胶艾汤减去阿胶、艾叶、甘草而成；治一切血病的通用方。

【类方比较】桃红四物汤、胶艾汤、圣愈汤比较表如下。

方名	组成	功用	主治病机	使用要点
桃红四物汤	四物汤加桃仁、红花	养血活血	血虚兼血瘀证	妇女经期超前，血多有块，色紫稠黏，腹痛等
胶艾汤	川芎、阿胶、甘草、艾叶、当归、芍药、干地黄	养血止血，调经安胎	妇人冲任虚损，血虚有寒证	崩漏下血，月经过多，淋漓不止，产后或流产损伤冲任，下血不绝；或妊娠胞阻，胎漏下血，腹中疼痛
圣愈汤	熟地、白芍酒拌、川芎、人参、当归酒洗、黄芪	补气，补血，摄血	气血虚弱，气不摄血证	月经先期而至，量多色淡，四肢乏力，体倦神衰

当归补血汤

《内外伤辨惑论》

【组成】黄芪一两　当归酒洗, 二钱

【功用】补气生血。

【主治】血虚阳浮发热证。肌热面赤，烦渴欲饮，脉洪大而虚，重按无力。亦治妇人经期、产后血虚发热头痛；或疮疡溃后，久不愈合者。

【证候识别】肌热、口渴喜热饮、面赤、脉大而虚，重按无力。

$$
血虚\\阳浮\begin{cases}肌热面赤\to血虚阳气无所依，浮越于外\\烦渴引饮\to血虚失濡，虚火内扰\\脉洪大而虚、重按无力\to血虚阳浮\end{cases}\quad\begin{matrix}补气\\生血\end{matrix}\begin{cases}重用黄芪\begin{cases}大补脾肺之气，以资\\\quad化源，使气旺血生\\补气而专固肌表\end{cases}\\少量当归\to养血和营\end{cases}
$$

【配伍特点】

$$
补气生血\begin{cases}重用黄芪\mid有形之血不能速生，无形之气所当急固\\少量当归\mid有形之血生于无形之气\end{cases}
$$

【考点重点点拨】病证要点：血虚阳浮发热；配伍重点是黄芪、当归的用量比例，"甘温除热"。

归 脾 汤
《济生方》

【组成】白术　茯神去木　黄芪去芦　龙眼肉　酸枣仁炒, 去壳, 各一两　人参　木香不见火, 各半两　甘草炙, 二钱半　当归　远志各一钱　生姜一片　枣一枚

【功用】益气补血，健脾养心。

【主治】1. 心脾气血两虚证。心悸怔忡，健忘失眠，盗汗，体倦食少，面色萎黄，舌淡，苔薄白，脉细弱。

2. 脾不统血证。便血，皮下紫癜，妇女崩漏，月经超前，量多色淡，或淋漓不止，舌淡，脉细弱。

【证候识别】心悸失眠健忘等心血虚证＋体倦食少等脾虚证，便血或崩漏等气不摄血证。

$$
\begin{matrix}心脾\\两虚\\\\脾不\\统血\end{matrix}\begin{cases}心悸失眠\to心血虚，心神失养，\\\quad阴不涵阳\\体倦乏力、面色萎黄\to生化乏源，\\\quad肌肉失养\\盗汗\to气虚腠理不固\\皮下紫癜、崩漏、月经超前，量\\\quad多\to气不摄血\\血色淡\to血虚\end{cases}\quad\begin{matrix}气血\\同调\end{matrix}\begin{cases}人参、黄芪、白术、炙甘草\to益气\\\quad补脾，益气生血，补气摄血\\龙眼肉、当归\to养心补血\\生姜、大枣\to调和脾胃，以资化源\\茯神、酸枣仁、远志\to宁心安神\\木香\to辛香而散，理气醒脾\end{cases}
$$

【配伍特点】

补中有行 $\left\{\begin{array}{l}\text{补益诸药}\\\text{木香}\end{array}\right\}$ 补而不滞，滋而不腻

心脾同治，气血并补 $\left\{\begin{array}{l}\text{参、芪、术、草}\rightarrow\text{心脾同治，重在补脾}\\\text{当归、龙眼肉}\rightarrow\text{气血并补，重在补气}\end{array}\right.$

【考点重点点拨】病证要点有二：一是脾气虚，二是心血不足；配伍重点是四君子汤合当归补血汤加味成方。

第三节　气血双补

八　珍　汤
《瑞竹堂经验方》

【组成】人参　白术　白茯苓　当归　川芎　白芍药　熟地黄　甘草炙，各一两　生姜五片　大枣一枚

【功用】益气补血。

【主治】气血两虚证。面色苍白或萎黄，头晕目眩，四肢倦怠，气短懒言，心悸怔忡，饮食减少，舌淡苔薄白，脉细弱或虚大无力。

【证候识别】气虚证 + 血虚证。

$\left.\begin{array}{l}\text{脾胃}\\\text{气虚}\end{array}\left\{\begin{array}{l}\text{面色萎白}\rightarrow\text{气血不足，不能上荣}\\\text{四肢乏力}\rightarrow\text{气虚肌肉失养}\\\text{饮食减少}\rightarrow\text{脾失健运}\end{array}\right\}\text{益气健脾}\rightarrow\text{四君子汤}\\\text{营血}\\\text{虚滞}\left\{\begin{array}{l}\text{面色苍白}\rightarrow\text{营血亏虚，失于濡养}\\\text{头晕目眩}\rightarrow\text{血虚无以上荣}\\\text{心悸失眠}\rightarrow\text{血虚心神失养}\end{array}\right\}\begin{array}{l}\text{补血}\\\text{调血}\end{array}\left\{\begin{array}{l}\text{四物汤}\\\text{生姜、大枣}\rightarrow\text{调和脾胃}\end{array}\right.\end{array}\right\}\text{气血双补}$

【配伍特点】

气血同补 $\left\{\begin{array}{l}\text{四君子汤}\\\text{四物汤}\end{array}\right\}$ 补中有行，补而不滞，滋而不腻

【考点重点点拨】病证要点有二：一是气虚，二是血虚；配伍重点是四君子汤合四物汤成方。

【类方比较】八珍汤、十全大补汤、人参养荣丸比较表如下。

方名	组成	功用	主治病机	使用要点
八珍汤	人参、白术、白茯苓、当归、川芎、白芍药、熟地黄、炙甘草、生姜、大枣	益气补血	气血两虚证	面色苍白或姜黄，头晕目眩，四肢倦怠，气短懒言，心悸征忡，饮食减少，舌淡苔薄白，脉细弱或虚大无力
十全大补汤	人参、肉桂、川芎、熟地黄、茯苓、白术、甘草、黄芪、当归、白芍药、生姜、大枣	温补气血	气血两虚证	面色姜黄，倦怠食少，头晕目眩，神疲气短，心悸征忡，自汗盗汗，四肢不温，舌淡，脉细弱；以及妇女崩漏，月经不调，疮疡不敛等
人参养荣丸	黄芪、当归、桂心、炙甘草、橘皮、白术、人参、白芍药、熟地黄、五味子、茯苓、远志、生姜、大枣	益气补血养心安神	心脾气血两虚证	倦怠无力，食少无味，惊悸健忘，夜寐不安，虚热自汗，咽干唇燥，形体消瘦，皮肤干枯，咳嗽气短，动则喘甚；或疮疡溃后气血不足，寒热不退，疮口久不收敛

泰山磐石散

《古今医统大全》

【组成】人参一钱　黄芪一钱　白术二钱　炙甘草五分　当归一钱　川芎八分　白芍药八分　熟地黄八分　川续断一钱　糯米一撮　黄芩一钱　砂仁五分

【功用】益气健脾，养血安胎。

【主治】气血虚弱所致的堕胎、滑胎。胎动不安，或屡有堕胎宿疾，面色淡白，倦怠乏力，不思饮食，舌淡苔薄白，脉滑无力。

【证候识别】气虚证 + 血虚证 + 堕胎、滑胎，胎动不安。

气血虚弱 { 面色淡白→气血不足，不能上荣
倦怠乏力→四肢肌肉无所禀受
不思饮食→脾失健运
胎动不安→气血不足，无以养胎
屡有堕胎→气血不足，不能固胎 } 益气健脾，养血安胎 { 八珍汤减茯苓之渗利→气血双补
续断→补肝肾、益冲任而安胎
黄芪→益气升阳，以固胎元
黄芩、糯米、砂仁→清热养胃安胎

【配伍特点】

安胎配伍 { 续断补肾安胎 / 黄芩清热安胎 / 白术补脾安胎 } 安胎要药，以保胎元

【考点重点点拨】病证要点：一是气血不足，二是胎元失养；配伍重点是八珍汤减茯苓合安胎常用药组成方。

炙甘草汤

《伤寒论》

【组成】甘草四两，炙　生姜三两，切　桂枝三两，去皮　人参二两　生地黄一斤　阿胶二两　麦门冬半升，去心　麻仁半升　大枣三十枚，擘　清酒七升

【功用】益气滋阴，通阳复脉。

【主治】1. 阴血阳气虚弱，心脉失养证。脉结代，心动悸，虚羸少气，舌光少苔，或质干而瘦小者。

2. 虚劳肺痿。干咳无痰，或咳吐涎沫，量少，形瘦短气，虚烦不眠，自汗盗汗，咽干舌燥，大便干结，脉虚数。

【证候识别】心动悸，脉结代；或干咳、自汗、盗汗之肺气阴两虚证。

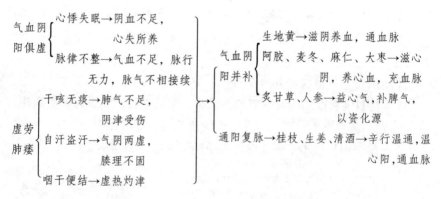

【配伍特点】

补中有通 { 补益诸药 / 桂枝、生姜、清酒 } 补而不滞，滋而不腻

【考点重点点拨】病证要点：气血阴阳俱虚；配伍重点是重用生地黄，桂枝、生姜、清酒配伍作用；麻仁配伍意义。

第四节　补　阴

六味地黄丸
《小儿药证直诀》

【组成】熟地黄八钱　山萸肉　干山药各四钱　泽泻　牡丹皮　茯苓去皮，各三钱

【功用】滋补肝肾。

【主治】肝肾阴虚证。腰膝酸软，头晕目眩，耳鸣耳聋，盗汗，遗精，消渴，骨蒸潮热，手足心热，口燥咽干，牙齿动摇，足跟作痛，小便淋沥，以及小儿囟门不合，舌红少苔，脉沉细数。

【证候识别】腰膝酸软，头晕目眩，口燥咽干。

阴虚失养 {
腰膝酸软→肾虚腰府失养
头晕目眩→阴虚髓海不足
耳鸣耳聋→肾虚耳窍不利
}

补阴虚 {
熟地黄→滋阴补肾，填精益髓
山茱萸→补养肝肾，并能涩精
山药→补益脾阴，亦能固肾
}

阴虚内热 {
骨蒸潮热→阴不足阳偏亢
消渴盗汗→阴虚内热津伤
口燥咽干→虚热灼伤津液
}

泻湿浊
清虚热 {
泽泻→泻肾火，利湿泄肾浊减熟地黄之滋腻
丹皮→泻肝火，并制山萸肉之温涩
茯苓→泻脾湿，淡渗利水，并助山药之健运
}

【配伍特点】

三补 {熟地黄、山萸肉、干山药
三泻 {泽泻、牡丹皮、茯苓 } 以补为主，补中有泻；补而不滞，滋而不腻

【考点重点点拨】病证要点：肝肾阴虚；配伍重点是三补三泻、以补为主，肾肝脾三阴并补、以补肾阴为主，各药用量比例。

【类方比较】麦味地黄丸、知柏地黄丸、杞菊地黄丸、都气丸比较如下表。

方名	组成	功用	主治病机	使用要点
麦味地黄丸	六味地黄丸加麦冬、五味子	滋补肺肾	肺肾阴虚证	喘息、咳嗽吐血，虚烦劳热，潮热盗汗
知柏地黄丸	六味地黄丸加知母、黄柏	滋阴降火	肝肾阴虚、虚火上炎	头目昏眩，耳鸣耳聋，虚火牙痛，五心烦热，腰膝酸痛，血淋尿痛，遗精梦泄，骨蒸潮热，盗汗颧红，咽干口燥，舌质红，脉细数
杞菊地黄丸	六味地黄丸加枸杞子、菊花	滋肾养肝明目	肝肾阴虚证	两目昏花，视物模糊，或眼睛干涩，迎风流泪
都气丸	六味地黄丸加五味子	滋肾纳气	肺肾两虚	咳嗽气喘，呃逆，滑精，腰痛

左 归 丸

《景岳全书》

【组成】大怀熟地八两　山药炒，四两　枸杞四两　山茱萸四两　川牛膝酒洗蒸熟，三两　鹿角胶敲碎，炒珠，四两　龟甲胶切碎，炒珠，四两　菟丝子制，四两

【功用】滋阴补肾，填精益髓。

【主治】真阴不足证。头晕目眩，腰酸腿软，遗精滑泄，自汗盗汗，口燥舌干，舌红少苔，脉细。

【证候识别】头目眩晕，腰酸腿软，舌光少苔。

阴虚失养有热
- 腰膝酸软→肾虚腰府失养
- 头晕目眩→阴虚髓海不足
- 遗精滑泄→肾虚精关不固
- 盗汗咽干→虚热灼伤津液
→滋补肾阴
- 熟地黄、山萸肉、山药→滋补肝肾之阴
- 龟甲胶、枸杞→补肾益精
- 川牛膝→益肝肾，强腰膝，健筋骨
- 菟丝子、鹿角胶→峻补精髓，温补肾阳，阳中求阴

【配伍特点】

阳中求阴 { 龟甲胶 / 鹿角胶 } 填精益髓，沟通任督二脉

【考点重点点拨】病证要点：真阴不足；配伍重点是峻补精髓，阳中求阴，纯补无泻，鹿角胶的作用。

大补阴丸
《丹溪心法》

【组成】熟地黄酒蒸 龟甲酥炙,各六两 黄柏炒褐色 知母酒浸,炒,各四两 猪脊髓适量 蜂蜜适量

【功用】滋阴降火。

【主治】阴虚火旺证。骨蒸潮热，盗汗遗精，咳嗽咯血，心烦易怒，足膝疼热，舌红少苔，尺脉数而有力。

【证候识别】骨蒸潮热，舌红少苔。

阴虚内热
- 骨蒸潮热→阴虚相火亢盛
- 咳嗽咯血→虚火上炎，灼伤肺络
- 口燥咽干→阴亏失濡
- 心烦易怒→虚火上扰心神
- 盗汗遗精→阴虚热扰，津精不固

滋阴降火
- 重用熟地、龟甲→滋阴潜阳，壮水制火→培其本
- 黄柏→泻相火以坚阴液
- 知母→上能清润肺金，下能滋清肾水 } 清其源
- 猪脊髓、蜂蜜→填精益髓，滋阴制燥

【配伍特点】

滋阴降火
- 熟地、龟甲 仅滋阴则虚火难清，单清热则犹恐复萌，故须"培本清源"，
- 黄柏、知母 使阴复阳潜，阴足火降

相须配伍
- 黄柏
- 知母 } 泻肾火，降火保阴

【考点重点点拨】病证要点：阴虚火旺。

一 贯 煎
《续名医类案》

【组成】北沙参 麦冬 当归身各三钱 生地黄六钱至一两五钱 枸杞子三钱至六钱 川楝子一钱半

【功用】滋阴疏肝。

【主治】肝肾阴虚，肝气郁滞证。胸脘胁痛，吞酸吐苦，咽干口燥，舌红少津，脉细弱或虚弦。亦治疝气瘕聚。

【证候识别】脘胁疼痛，吞酸吐苦，舌红少津。

阴虚肝郁
- 口燥咽干→阴虚，津液不能上呈
- 舌红少津→阴津亏虚
- 胸脘胁痛→气郁而滞，经气不利
- 吞酸吐苦→肝气郁滞，横逆犯胃
- 疝气瘕聚→肝气郁滞，久结肝脉

滋阴
- 生地黄→滋阴养血，补益肝肾
- 沙参、麦冬→滋养肺胃，养阴生津
- 当归、枸杞→养血滋阴柔肝

疏肝：少量川楝子→疏肝泄热，理气止痛

【配伍特点】

体用结合
- 滋阴养血药
- 少量川楝子

补肝与疏肝，以补为主，滋养不碍气机，疏肝不耗气血

治木配伍
- 生地黄→滋水涵木
- 北沙参、麦冬→清金制木，培土抑木

【考点重点点拨】病证要点有二：一是素体肝肾阴虚，二是肝郁犯胃；配伍重点是体用结合，川楝子的配伍。

第五节　补　　阳

肾　气　丸

《金匮要略》

【组成】干地黄八两　薯蓣（即山药）　山茱萸各四两　泽泻　茯苓　牡丹皮各三两　桂枝　附子炮，各一两

【功用】补肾助阳。

【主治】肾阳不足证。腰痛脚软，身半以下常有冷感，少腹拘急，小便不利，或小便反多，入夜尤甚，阳痿早泄，舌淡而胖，脉虚弱，尺部沉细，以及痰饮，水肿，消渴，脚气，转胞等。

【证候识别】以腰痛脚软，小便不利或反多，脉虚弱而尺部沉细。

肾阳
不足
　　腰痛脚软→阳虚腰骨失用
　　身半以下常有冷感→阳虚下焦失温
　　痰饮，水肿，消渴→阳虚不能化津
　　小便不利或反多→阳虚不能化水
　　阳痿早泄→阳虚精关不固

补肾
助阳
　　附子、桂枝→温阳化气
　　干地黄、山茱萸、山药→补肾
　　　　　　　　　　　　益肝补脾
　　泽泻、茯苓、丹皮→泻三脏虚
　　　　　　　　　　　火湿浊

【配伍特点】

补中有通　补阴诸药　阴中求阳，使阳有所化；少火生气
　　　　　少量补阳药

三补三泻　干地黄、山萸肉、山药　以补为主，补中有泻；补而不滞，滋而不腻
　　　　　泽泻、牡丹皮、茯苓

【考点重点点拨】 病证要点：肾阳不足；配伍重点是阴阳并补，阴中求阳，少火生气；注意附子、桂枝的用量。

【类方比较】 肾气丸、济生肾气丸比较表如下。

方名	组成	功用	主治病机	使用要点
肾气丸	干地黄、薯蓣、山茱萸、泽泻、茯苓、牡丹皮	补肾助阳	肾阳不足证	腰痛脚软，身半以下常有冷感，少腹拘急，小便不利，或小便反多，入夜尤甚，阳痿早泄，舌淡而胖，脉虚弱，尺部沉细，以及痰饮，水肿，消渴，脚气，转胞等
济生肾气丸	炮附子、白茯苓、泽泻、山茱萸、山药、车前子、牡丹皮、官桂、川牛膝、熟地黄	温肾化气利水消肿	肾（阳）虚水肿	腰重脚肿，小便不利

右 归 丸
《景岳全书》

【组成】 熟地黄八两　山药炒，四两　山茱萸微炒，三两　枸杞子微炒，三两　菟丝子制，四两　鹿角胶炒珠，四两　杜仲姜汁炒，四两　肉桂二两　当归三两　制附子二两，渐可加至五六两

【功用】温补肾阳，填精益髓。

【主治】肾阳不足，命门火衰证。年老或久病气衰神疲，畏寒肢冷，腰膝软弱，阳痿遗精，或阳衰无子，或饮食减少，大便不实，或小便自遗，舌淡苔白，脉沉而迟。

【证候识别】神疲乏力，畏寒肢冷，腰膝酸软，脉沉迟。

肾阳不足 {
气衰神疲→真阳不足
腰膝软弱→阳虚腰骨失用
畏寒肢冷→命门火衰，失于温煦
纳减，大便不实→火不生土
遗精，小便自遗→封藏失职，精关不固
} 补肾助阳

附子、肉桂→补肾助阳，温里祛寒
鹿角胶→温肾填精
菟丝子、杜仲→温补肝肾，强健腰膝
熟地、山萸肉、枸杞、山药→滋阴益肾，养肝补脾，填精补髓，阴中求阳
当归→养血和血，精血同源

【配伍特点】

补阴补阳配合 { 补阴诸药 / 补阳诸药 } 阳虚补阴，阴中求阳，使阳有所附；且补肾助火之力较强，亦可扶阳以配阴

【考点重点点拨】病证要点：真阳不足；配伍重点是峻补精髓，阴中求阳，纯补无泻；注意原书"如阳衰气虚，必加人参以为之主"。

第六节　阴阳双补

地 黄 饮 子
《素问·宣明论方》

【组成】熟干地黄焙　巴戟天去心　山茱萸炒　石斛去根　肉苁蓉酒浸，切，焙　附子炮裂，去皮、脐　五味子炒　官桂去粗皮　白茯苓去黑皮，各一两　麦门冬去心，焙　菖蒲　远志去心，各半两　薄荷少许　生姜三片　枣二枚

【功用】滋肾阴，补肾阳，开窍化痰。

【主治】下元虚衰，痰浊上泛之喑痱证。舌强不能言，足废不能用，口干不欲饮，足冷面赤，脉沉细弱。

【证候识别】舌喑不语，足废不用，足冷面赤，脉沉细弱。

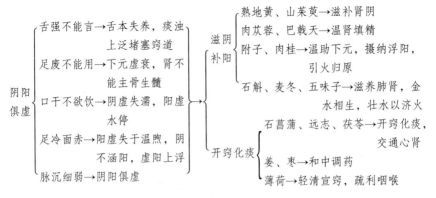

【配伍特点】

补阴补阳配合 { 补阴诸药 / 补阳诸药 } 补阳药可防阴药滋腻，补阴药可制约阳药温燥

标本兼治 { 补益诸药 / 石菖蒲、远志、茯苓 } 温养下元以治其本，开窍化痰以治其标；上下并治，以下为主

【考点重点点拨】病证要点有二：一是下元虚衰，二是痰浊阻窍；配伍重点是标本兼治，上下并调。

龟鹿二仙胶

《医便》

【组成】鹿角十斤　龟甲五斤，捶碎　人参十五两　枸杞子三十两

【功用】滋阴填精，益气壮阳。

【主治】真元虚损，精血不足证。全身瘦削，阳痿遗精，两目昏花，腰膝酸软，久不孕育。

【证候识别】腰膝酸软，两目昏花，阳痿遗精。

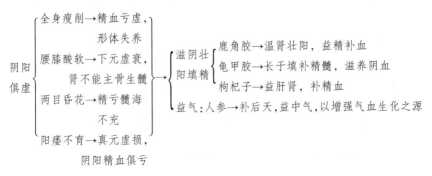

【配伍特点】

峻补阴阳 $\left\{\begin{array}{l}龟甲胶\\鹿角胶\end{array}\right\}$ 血肉有情，填精益髓

先天后天同调 $\left\{\begin{array}{l}鹿角胶、龟甲胶、枸杞子\\人参\end{array}\right\}$ 以补先天为主

【考点重点点拨】病证要点：阴阳俱虚；配伍重点是峻补阴阳；纯补无泻。

七宝美髯丹

《本草纲目》引《积善堂方》

【组成】赤、白何首乌各一斤，黑豆蒸　赤、白茯苓各一斤，晒干　当归八两，酒浸，晒　枸杞子八两，酒浸，晒　菟丝子八两，酒浸生芽，研烂，晒　补骨脂四两　黑脂麻炒香　牛膝八两

【功用】补益肝肾，乌发壮骨。

【主治】肝肾不足证。须发早白，脱发，齿牙动摇，腰膝酸软，梦遗滑精，肾虚不育等。

【证候识别】须发早白，脱发，齿牙动摇，腰膝酸软。

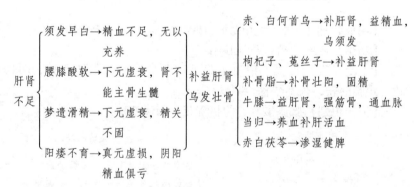

【配伍特点】

补中有行 $\left\{\begin{array}{l}补益诸药\\赤白茯苓、牛膝、当归\end{array}\right\}$ 滋而不腻，平补肝肾

【考点重点点拨】病证要点：肝肾不足。

巩固与练习

1. 四君子汤中白术、茯苓的作用意义。

2. 参苓白术散中莲子肉、怀山药、薏苡仁、砂仁有何作用？方中为何加入桔梗？

3. 试述玉屏风散中黄芪与防风、黄芪与白术的配伍关系。

4. 四物汤的配伍特点。

5. 归脾汤的"归脾"为何？配伍补气药有何意义？

6. 试述当归补血汤中黄芪与当归的配伍关系。为何重用黄芪？

7. 泰山磐石散中"泰山磐石"是何意义？

8. 试述炙甘草汤的药物配伍特点。

9. 试述左归丸与六味地黄丸药物组成的区别与意义。

10. 大补阴丸中，"培本"药与"清源"药有何关系？

11. 试述一贯煎的药物配伍特点。

12. 金水相生法、培土生金法、补气生血法与甘温除热法的含义及代表方剂。

第十四章 固涩剂

1. 概念 凡以固涩药为主组成，具有收敛固涩的作用，以治疗气、血、津、精滑脱耗散证的方剂。

2. 适应范围 滑脱证。由于发病部位的不同，临床可见自汗盗汗、久泻滑脱、遗精滑泄、遗尿尿频、久咳虚喘、崩漏、带下不止等多种表现。

3. 立法依据 "涩可固脱"，"散者收之"。

4. 分类 固涩止汗，敛肺止咳，涩肠固脱，涩精止遗，固崩止带。

5. 注意事项

（1）固涩法实为治标之法，在临床运用时应注意寻找阴阳气血津液耗散的原因。

（2）若有实邪者，如热病多汗，热痢初起，食滞泄泻，火扰精泄，湿热溺涩，以及崩漏属于热者，均非本类方剂所宜。

（3）若外邪未尽，过早运用固涩剂有"闭门留寇"之弊，应当注意。

第一节 固表止汗

牡 蛎 散
《太平惠民和剂局方》

【组成】黄芪去苗土　麻黄根洗净　牡蛎米泔浸，刷去土，火烧通赤，各一两　浮小麦百余粒

【功用】固表止汗。

【主治】自汗盗汗证。常自汗，夜卧尤甚，久而不止，心悸惊惕，短气烦倦，舌质淡红，脉细弱。

【证候识别】自汗盗汗＋心阴不足证。

$$肺气\atop不足\begin{cases}体常自汗\rightarrow卫外不固\\短气\rightarrow肺气不足\\舌质淡红\rightarrow虚证卫外不固\\脉细弱\rightarrow虚证\end{cases}\rightarrow\begin{cases}止汗\begin{cases}牡蛎\rightarrow咸寒敛汗，益阴潜阳\\麻黄根\rightarrow专于止汗\end{cases}\\补气\rightarrow黄芪\rightarrow补益肺气，实卫固表\end{cases}$$

$$心阴\atop不足\begin{cases}汗出夜卧尤甚\rightarrow心阴受损\\心悸惊惕\rightarrow心气虚\end{cases}养心阴\rightarrow浮小麦\rightarrow益心气，养心阴，清心热$$

【配伍特点】补敛并用，兼潜心阳，共奏益气固表、敛阴止汗之功，可使气阴得复，汗出自止。

【考点重点点拨】病证要点有二：一是肺气不足，二是心阴不足；配伍重点是浮小麦的作用。

第二节　敛肺止咳

九 仙 散

《医学正传》

【组成】人参　款冬花　桔梗　桑白皮　五味子　阿胶　贝母各五分　乌梅一个　罂粟壳二钱，蜜炙

【功用】益气养阴，敛肺止咳。

【主治】久咳不已，肺虚气弱。症见咳甚则气喘自汗，痰少而黏，脉虚数。

【证候识别】久咳+肺气虚+肺阴虚。

$$肺气不足\begin{cases}久咳不已\rightarrow久咳伤肺\\气喘自汗\begin{cases}肺气不足\\卫外不固\end{cases}\end{cases}\atop肺阴不足\begin{cases}痰少而黏\rightarrow肺阴不足\\脉虚数\rightarrow虚热内生\end{cases}\Bigg|\begin{matrix}益气\\养阴\\敛肺\\止咳\end{matrix}\Bigg|\begin{cases}罂粟壳、五味子、乌梅\rightarrow敛肺止咳\\阿胶、五味子、乌梅\rightarrow养肺阴,还能敛肺止咳\\人参\rightarrow补益肺气\\款冬花、桑白皮、贝母\rightarrow化痰止咳,降气平喘\\桔梗\rightarrow载药入肺，引经药\end{cases}$$

【配伍特点】敛中有散，降中寓升，但总以降收为主。

【考点重点点拨】病证要点：肺虚久咳；配伍重点是罂粟壳的用量及使用注意。

第三节 涩肠固脱剂

真人养脏汤
《太平惠民和剂局方》

【组成】人参　当归去芦　白术焙, 各六钱　肉豆蔻面裹煨, 半两　肉桂去粗皮　甘草炙, 各八钱　白芍药一两六钱　木香不见火, 一两四钱　诃子去核, 一两二钱　罂粟壳去蒂萼、蜜炙, 三两六钱

【功用】涩肠固脱, 温补脾肾。

【主治】脾肾虚寒之久泻久痢。症见久泻久痢, 滑脱不禁, 腹痛喜温喜按, 或下痢赤白, 里急后重, 脐腹疼痛, 倦怠食少, 舌淡苔白, 脉迟细。

【证候识别】久泻久痢 + 腹痛喜温喜按。

$$
脾肾虚寒
\begin{cases}
滑脱不禁 \\
久泻久痢 \\
舌淡苔白 \\
脉沉迟
\end{cases}
虚寒之象
<
\begin{matrix}
涩肠固脱 \\
温补脾肾
\end{matrix}
\begin{cases}
罂粟壳、诃子、肉豆蔻 \to 涩肠止泻 \\
肉豆蔻 \to 温肾暖脾止泻 \\
肉桂 \to 温肾
\end{cases}
$$

$$
\begin{matrix}
食少体倦 \\
下痢赤白 \\
便脓血
\end{matrix}
\begin{matrix}
脾失健运 \\
气血不和
\end{matrix}
\to
\begin{matrix}
调血 \\
理气
\end{matrix}
\begin{cases}
当归、白芍 \to 养血和阴, 缓急止痛 \\
木香 \to 醒脾理气 \\
人参、白术 \to 益气健脾 \\
甘草 \to 健脾和中, 合芍药缓急止痛
\end{cases}
$$

【配伍特点】标本兼治, 重在治标; 脾肾兼顾, 补脾为主; 涩中寓通, 补而不滞。

【考点重点点拨】病证要点: 脾肾虚寒, 脾虚为主; 配伍重点是补涩并用, 罂粟壳、诃子、木香、白芍重用。

四 神 丸
《证治准绳》

【组成】肉豆蔻二两　补骨脂四两　五味子二两　吴茱萸浸、炒一两

【功用】温补脾肾, 涩肠止泻。

【主治】脾肾虚寒。症见久泻不愈，或五更泄泻，不思饮食，食不消化，或腹痛腰酸肢冷，神疲乏力，脉沉迟无力者。

【证候识别】五更泄泻＋脾阳虚＋肾阳虚。

肾虚 { 五更泄泻→肾阳不足 / 久泻不愈→阴寒下行 / 腰酸肢冷→阳气不达 / 舌淡苔薄白→虚寒之象 / 脉沉迟无力 } 温肾止泻 { 补骨脂、肉豆蔻→温肾暖脾，止泻 } 收敛止泻 { 五味子→酸敛止泻，也能补肾 }

脾虚 { 腹痛久泻 / 食不消化 / 不思饮食 } 脾阳不足 运化失常 } 温脾 健脾 { 吴茱萸→暖脾胃，散寒除湿 / 生姜→温胃散寒 / 大枣→滋养脾胃 }

【配伍特点】以温肾为主，兼以暖脾涩肠，主治命门火衰、火不暖土所致的肾泄。

【考点重点点拨】病证要点：脾肾虚寒，肾虚为主；配伍重点是生姜和大枣的用法及作用。

第四节　涩精止遗

金锁固精丸
《医方集解》

【组成】沙苑蒺藜炒　芡实蒸　莲须各二两　龙骨酥炙　牡蛎盐水煮一日一夜，煅粉，各一两

【功用】补肾涩精。

【主治】肾虚精亏，精关不固。症见遗精滑泄，神疲乏力，四肢酸软，腰酸耳鸣，舌淡苔白，脉细弱。

【证候识别】遗精＋腰酸耳鸣等肾虚证。

遗精滑泄→精关不固→涩精止遗 { 沙苑蒺藜、芡实、莲须→涩精 / 龙骨、牡蛎→收涩止遗 }

神疲乏力 / 四肢酸软 / 腰酸耳鸣 } 下元虚惫 肾虚失养 } 补肾 { 沙苑蒺藜、莲子→补肾 / 牡蛎→固肾潜阳 }

【配伍特点】既能涩精，又能补肾，标本兼顾，以涩为主。

【考点重点点拨】病证要点有二：一是肾虚，二是精关不固；配伍重点是莲子的作用。

桑螵蛸散

《本草衍义》

【组成】桑螵蛸 远志 菖蒲 龙骨 人参 茯神 当归 龟甲酥炙，各一两

【功用】调补心肾，涩精止遗。

【主治】心肾两虚证。小便频数，或尿如米泔色，心神恍惚，健忘，或遗尿遗精，舌淡苔白，脉细弱。

【证候识别】小便频，色如米泔 + 心神不安证。

$$
\text{肾}\begin{cases}\text{小便频数}\rightarrow\text{肾虚不固}\\\text{如米泔色}\rightarrow\text{肾气不摄}\\\text{遗尿滑精}\rightarrow\text{摄纳无权}\end{cases}\text{补肾涩精}\rightarrow\text{桑螵蛸、龟甲、龙骨}\rightarrow\text{补肾固精，收涩止遗}
$$

$$
\text{心}\begin{cases}\text{心神恍惚}\rightarrow\text{心神不宁}\\\text{健忘}\rightarrow\text{神失所养}\\\text{舌淡苔白}\rightarrow\text{虚证}\\\text{脉细弱}\rightarrow\text{虚证}\end{cases}\begin{matrix}\text{养心安神}\\\text{滋养心血}\end{matrix}\begin{cases}\text{人参、茯神、菖蒲、远志}\rightarrow\text{养心安神，}\\\qquad\qquad\qquad\qquad\text{交通心肾}\\\text{当归}\rightarrow\text{补血养心}\end{cases}
$$

【配伍特点】以固精止遗之桑螵蛸配伍菖蒲、远志交通心肾，调补心肾与涩精止遗兼顾。

【考点重点点拨】病证要点：心肾不交；配伍重点是桑螵蛸、龟甲的作用。

第五节　固崩止带

固 经 丸

《医学入门》

【组成】黄芩炒　白芍　龟甲各一两　椿根皮七钱半　黄柏炒，三钱香附二钱半

【功用】滋阴清热，止血固经。

【主治】阴虚内热。经行不止及崩中漏下，血色深红，或夹紫黑瘀块，心胸烦热，腹痛溲赤，舌红，脉弦数者。

【证候识别】月经过多或不止＋血热证。

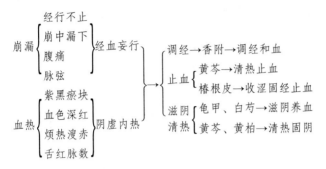

【配伍特点】收敛与滋阴清热并用。

【考点重点点拨】病证要点：阴虚内热；配伍重点是香附、椿根皮的作用。

固　冲　汤

《医学衷中参西录》

【组成】白术一两，炒　生黄芪六钱　龙骨八钱，煅，捣细　牡蛎八钱，煅，捣细　山萸肉八钱，去净核　生杭芍四钱　海螵蛸四钱，捣细　茜草三钱　棕边炭二钱　五倍子五分，轧细，药汁送服

【功用】益气健脾，固冲摄血。

【主治】脾气虚弱，脾不统血，冲脉不固。症见血崩或月经过多，色淡质稀，心悸气短，舌淡，脉细弱或虚大。

【证候识别】月经过多＋色淡质稀。

$$
\left.\begin{array}{l}
崩漏 \left\{\begin{array}{l}血崩\\月经过多\\色淡质稀\end{array}\right.
\end{array}\right\}冲脉不固 \to 固冲止崩 \left\{\begin{array}{l}山茱萸 \to 补益肝肾，收敛固涩\\海螵蛸、煅龙骨、煅牡蛎、棕边炭、五倍\\\qquad 子 \to 收敛止血\end{array}\right.
$$

$$
\left.\begin{array}{l}
气血\\不足
\end{array}\right\}\left\{\begin{array}{l}心悸气短\\舌淡\\脉细弱\\或虚大\end{array}\right\}\begin{array}{l}脾不统血\\气血不足\end{array}\left\{\begin{array}{l}补气\left\{\begin{array}{l}白术、黄芪 \to 补气健脾，固冲摄血，气能摄\\\qquad 血、生血\end{array}\right.\\养血\left\{白芍 \to 养血敛阴\right.\\反佐 \to 茜草 \to 活血止血，使血止而不留瘀\end{array}\right.
$$

【配伍特点】众多敛涩药固涩滑脱为主，配伍补气药以助固摄为辅，意在急则治标；大量收涩止血药配伍小量化瘀止血之品，使血止而不留瘀。

【考点重点点拨】病证要点有二：一是脾气虚弱，二是冲脉不固；配伍重点是茜草的作用。

易 黄 汤
《傅青主女科》

【组成】山药一两，炒　芡实一两，炒　黄柏二钱，盐水炒　车前子一钱，酒炒　白果十枚，碎

【功用】健脾燥湿，清热止带。

【主治】肾虚湿热，带下黄白，稠黏腥臭，腰酸腿软者。

【证候识别】带下 + 下焦湿热证。

$$
\text{湿热证}\begin{cases}\text{带下黄白}\rightarrow\text{湿热下注}\\\text{稠黏腥臭}\rightarrow\text{湿热}\\\text{腰酸腿软}\rightarrow\text{带脉受损}\end{cases}\begin{cases}\text{收敛止带}\rightarrow\text{山药、芡实、白果}\rightarrow\text{收敛固涩止带}\\\text{健脾燥湿}\rightarrow\text{山药}\rightarrow\text{健脾以化湿止带}\\\text{利湿止带}\rightarrow\text{车前子}\rightarrow\text{清利下焦湿热}\\\text{清热}\rightarrow\text{黄柏}\rightarrow\text{清热燥湿}\end{cases}
$$

【配伍特点】重在补涩，辅以清利，使肾虚得复，热清湿祛。

【考点重点点拨】病证要点有二：一是脾虚，二是湿热下注；配伍重点是山药的作用。

巩固与练习

1. 试述九仙散的药物配伍特点。

2. 试述四神丸中补骨脂配伍肉豆蔻、五味子配伍吴茱萸以及应用五味子的作用特点。

3. 何为"五更泻""补火生土法"？

4. 试述水火不交与交通心肾的含义。

5. 试述完带汤中应用健脾药与祛湿药、疏肝药与止带药的关系。

第十五章 安神剂

1. 概念 凡以重镇安神或滋养心神药物为主组成，具有安神作用，以治神志不安疾患的方剂称为安神剂。

2. 适应范围 神志不安证。在临床上，由于病因的不同，神志不安还有虚实之别，若外受惊恐，或肝郁化火，内扰心神，则表现为惊恐、善怒、烦躁不宁等，多为实证；若思虑过度，心肝血虚，心神失养，或心阴不足，虚火内扰，心肾不交则表现为惊悸、健忘，虚烦不眠等多为虚证。

3. 立法依据 "惊者平之"，"重可镇怯"。

4. 分类 重镇安神，滋养安神。

5. 注意事项

（1）因热出现神志不安者，宜泻火；因痰而惊狂者，宜治痰；因瘀血而狂乱善忘，心神不安者，宜祛瘀。

（2）重镇安神剂，多为金石类药物组成，质重而碍胃，只宜暂用，中病即止。多服伤胃，对脾胃虚弱者更应注意。

（3）重镇安神类药物多坚硬，宜打碎先煎或久煎才能发挥药力。

（4）神志不安证多和心理因素有关，注意患者情志的调养。

第一节 重镇安神

朱砂安神丸

《医学发明》

【组成】朱砂半两　黄连六钱　炙甘草五钱半　生地黄一钱半　当归二钱半

【功用】镇心安神，清热养血。

【主治】心火偏亢，阴血不足。症见心烦神乱，失眠多梦，怔忡，惊悸，兀兀欲吐，胸中自觉懊恼，舌红，脉细数。

【证候识别】心火亢盛＋阴虚。

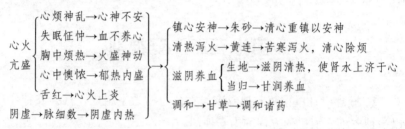

【配伍特点】标本兼治，清中有养，使心火得清，阴血得充，心神得养，则神志安定。

【考点重点点拨】病证要点有二：一是心火亢盛，二是阴血不足；配伍重点是生地的作用；注意朱砂的用量。

磁　朱　丸

《备急千金要方》

【组成】磁石二两　朱砂一两　神曲四两，炼蜜为丸

【功用】重镇安神，潜阳明目。

【主治】水火不济之失眠。心悸失眠，耳鸣耳聋，视物昏花。

【证候识别】心火亢盛＋肾虚。

心火旺
肾盛
{
心悸失眠→心火亢盛
耳鸣耳聋→肾水亏虚
视物昏花→肝肾不足
} ⟹
清心火→朱砂→清心安神（入心）
潜阳→磁石→益精潜阳，重镇安神（入肾）
护胃和药→神曲、蜂蜜→健脾和胃，补中和胃，防
　　　　　　　　　　　金石药碍胃，亦调和诸药

【配伍特点】既能重镇安神，又能交通心肾。

【考点重点点拨】病证要点有二：一是心火亢盛，二是肾水不足；配伍重点是神曲、蜂蜜的作用。

第二节　滋养安神

天王补心汤

《摄生秘剖》

【组成】人参去芦　丹参微炒　玄参微炒　白茯苓去皮　五味子烘　远

志去心，炒 桔梗各五钱 当归身酒洗 天门冬去心 麦门冬去心 柏子仁炒 酸枣仁各二钱 生地酒洗，四两 辰砂五钱，为衣

【功用】滋阴养血，补心安神。

【主治】阴亏血少，神志不安证。症见虚烦少寐，心悸神疲，梦遗健忘，大便干结，口舌生疮，舌红少苔，脉细而数。

【证候识别】心悸失眠＋阴虚证。

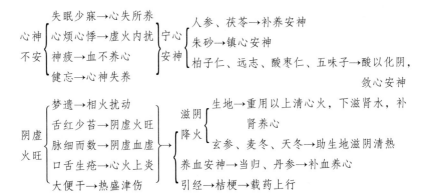

【配伍特点】滋阴补血以治本，养心安神以治标，标本兼治，心肾两顾，但以补心治本为主。

【考点重点点拨】病证要点有二：一是心神不安，二是阴虚火旺；配伍重点是生地重用的意义，桔梗的作用。

【类方比较】天王补心丹、柏子养心丸、孔圣枕中丹比较如下表。

方名	组　　成	功用	主治病机	使用要点
天王补心丹	人参、丹参、玄参、白茯苓、五味子、远志、桔梗、当归身、天门冬、麦门冬、柏子仁、酸枣仁、生地、辰砂	滋阴养血补心安神	阴亏血少，神志不安	虚烦少寐，心悸神疲，梦遗健忘，大便干结，口舌生疮，舌红少苔，脉细而数
柏子养心丸	柏子仁、枸杞子、麦门冬、当归、石菖蒲、茯神、玄参、熟地黄、甘草	养心安神补肾滋阴	营血不足，心肾失调	精神恍惚，怔忡惊悸，夜寐多梦，健忘盗汗
孔圣枕中丹	龟甲、龙骨、远志、菖蒲	宁心益智潜镇安神	心肾阴亏	心悸不安，精神恍惚，健忘、失眠，多梦，舌红少苔，脉细数

酸枣仁汤
《金匮要略》

【组成】酸枣仁二升，炒 甘草一两 知母二两 茯苓二两 川芎二两

【功用】养血安神，清热除烦。

【主治】虚劳虚烦不得眠，心悸不宁，盗汗，头目眩晕，咽干口燥，脉细弦。

【证候识别】失眠＋肝阴虚证。

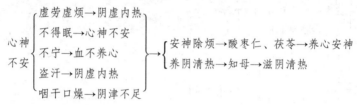

【配伍特点】标本兼治，养中兼清，补中有行。

【考点重点点拨】病证要点有二：一是肝血不足，二是心神失养；配伍重点是川芎和枣仁的配伍；枣仁的用量。

甘麦大枣汤
《金匮要略》

【组成】甘草三两 小麦一升 大枣十枚

【功用】养心安神，和中缓急。

【主治】脏躁。症见精神恍惚，常悲伤欲哭，不能自主，睡眠不安，甚则言行失常，呵欠频作，舌红少苔。

【证候识别】精神恍惚，悲伤欲哭。

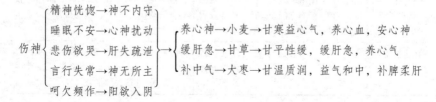

伤阴→舌红少苔→心阴不足

【配伍特点】甘润平补,养心调肝。

【考点重点点拨】病证要点:心气血两伤;配伍重点是甘草、小麦的作用。

巩固与练习

1. 试述朱砂安神丸中朱砂配伍黄连的作用特点。

2. 试述天王补心丹的配伍特点。方中五味子有何作用?

3. 试述酸枣仁汤中枣仁配伍川芎的作用特点。

第十六章 开窍剂

1. 概念　凡以芳香开窍药为主组成,具有开窍醒神作用,治疗窍闭神昏证的方剂称为开窍剂。

2. 适应范围　窍闭神昏证。根据病证的临床表现,可分为热闭和寒闭两种。热闭多由温热邪毒内陷心包,痰热蒙蔽心窍所致;寒闭多因寒湿痰浊之邪或秽浊之气蒙闭心窍引起。

3. 分类　凉开,温开。

4. 注意事项

(1) 辨别闭证和脱证。汗出肢冷、呼吸气微、手撒遗尿、口开目合、脉象虚弱无力或脉微欲绝的脱证,即使神志昏迷,也不宜使用。

(2) 辨清闭证之寒热属性,正确地选用药物。

(3) 阳明腑实证而见神昏谵语者,只宜寒下,不宜用开窍剂。阳明腑实而兼有邪陷心包之证,则应根据病情缓急,先予开窍,或先投寒下,或开窍与寒下并用,才能切合病情。

(4) 开窍剂大多为芳香药物,善于辛散走窜,只宜暂用,不宜久服,久服则易伤元气,故临床多用于急救,中病即止。

(5) 麝香等药,有碍胎元,孕妇慎用。

(6) 本类方剂多制成丸、散剂或注射剂使用。

第一节　凉　　开

安宫牛黄丸

《温病条辨》

【组成】牛黄　郁金　犀角(水牛角代)　黄连　黄芩　山栀　朱砂　雄黄各一两　梅片　麝香各二钱五分　珍珠五钱,炼蜜为丸　金箔衣

【功用】清热开窍，豁痰解毒。

【主治】温热病，热邪内陷心包，痰热蒙蔽心窍。高热烦躁，神昏谵语，以及中风昏迷。小儿惊厥属邪热内闭者。

【证候识别】高热＋神昏。

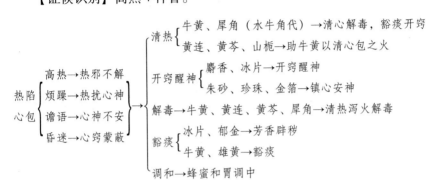

【配伍特点】清热泻火、凉血解毒与芳香开窍并用，但以清热解毒为主，意"使邪火随诸香一齐俱散也"。

【考点重点点拨】病证要点：温热邪毒内陷心包；蜂蜜的意义。

紫　雪
《外台秘要》

【组成】黄金一百两　寒水石　石膏　磁石　滑石各三斤　玄参　升麻各一斤　羚羊角　犀角（水牛角代）　沉香　青木香各五两　炙甘草　丁香一两　芒硝制，十斤　硝石精制，四升　麝香五分　朱砂三两

【功用】清热开窍，息风止痉。

【主治】温热病，热闭心包及热盛动风证。高热烦躁，神昏谵语，痉厥，口渴唇焦，尿赤便闭，舌质红绛，苔黄燥，脉数有力或弦数；以及小儿热盛惊厥。

【证候识别】高热＋神昏＋惊厥或抽搐。

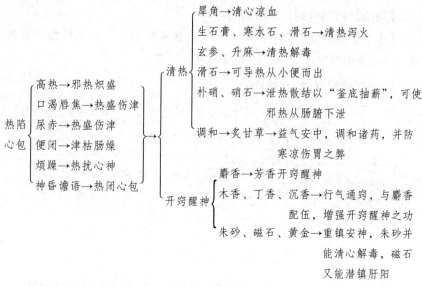

热极动风→痉厥抽搐→肝风→止痉→羚羊角→凉肝息风止痉

【配伍特点】心肝并治，于清热开窍之中兼具息风止痉之效，既开上窍，又通下窍。

【考点重点点拨】病证要点有二：一是温热病邪内陷心包，二是热盛动风；配伍重点是重用甘寒的清热药。

至 宝 丹
《太平惠民和剂局方》

【组成】生乌犀（水牛角代） 生玳瑁研 琥珀研 朱砂研飞 雄黄研飞，各一两 牛黄研，半两 龙脑研 麝香研，各一分 安息香一两半，为末，以无灰酒搅澄飞过，滤去沙，约得数两，慢火熬成膏 金箔半入药，半为衣 银箔研，各五十片

【功用】化浊开窍，清热解毒。

【主治】痰热内闭心包证。神昏谵语，身热烦躁，痰盛气粗，舌绛苔黄垢腻，脉滑数。亦治中风、中暑、小儿惊厥属于痰热内闭者。

【证候识别】高热＋神昏＋痰盛。

热陷
心包 {
身热烦躁→邪热不解
神昏谵语→热扰心神
气息粗大→热盛
舌绛→热极
} 清热解毒 {
牛黄→清心安神
犀角（水牛角代）→清心凉血解毒
玳瑁→清热解毒，镇惊安神，可增强牛黄、
犀角（水牛角代）清热解毒之力
}

痰热 {
喉中痰鸣→痰涎壅盛
辘辘有声→阻塞气道
苔黄垢腻→痰热
脉滑数→痰热
} → {
开窍醒神 {
麝香→芳香开窍醒神
安息香、冰片→芳香开窍
朱砂、琥珀、金银二箔→镇心安神
}
化浊→牛黄、雄黄助豁痰解毒
}

【配伍特点】一是于化浊开窍、清热解毒之中兼能通络散瘀、镇心安神；二是化浊开窍为主，清热解毒为辅。

【考点重点点拨】病证要点：痰热内闭心包；长于化浊。

【类方比较】至宝丹、安宫牛黄丸、紫雪比较如下表。

方名	共性	异点	功用	主治病机	使用要点
安宫牛黄丸	清热开窍，治疗热闭证，合称凉开"三宝"	安宫牛黄丸最凉，紫雪次之，至宝又次之	清热开窍，豁痰解毒	长于清热解毒，适用于邪热偏盛而身热较重者	高热烦躁，神昏谵语，以及中风昏迷。小儿惊厥属邪热内闭者
至宝丹			化浊开窍，清热解毒	长于芳香开窍，化浊辟秽，适用于痰浊偏盛而昏迷较重者	神昏谵语，身热烦躁，痰盛气粗，舌绛苔黄垢腻，脉滑数。亦治中风、中暑、小儿惊厥属于痰热内闭者
紫雪			清热开窍，息风止痉	长于息风止痉，适用于兼有热动肝风而痉厥抽搐者	高热烦躁，神昏谵语，痉厥，口渴唇焦，尿赤便闭，舌质红绛，苔黄燥，脉数有力或弦数；以及小儿热盛惊厥

第二节 温 开

苏合香丸

《太平惠民和剂局方》

【组成】白术　青木香　乌犀角（水牛角代）　香附子炒去毛　朱砂

研，水飞　诃黎勒煨，去皮　白檀香　安息香别为末，用无灰酒一升熬膏　沉香

丁香　荜茇　麝香各二两　龙脑研　苏合香油入安息香膏内　熏陆香别研，

各一两

【功用】芳香开窍，行气止痛。

【主治】中风、中气，或感受时行瘴疠之气。症见突然昏倒，牙关紧闭，不省人事，或中寒气闭，心腹猝痛，甚则昏厥。或痰壅气阻，突然昏倒者。

【证候识别】神昏、牙关紧闭＋寒证。

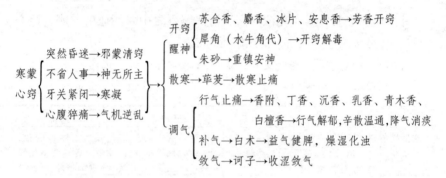

【配伍特点】集诸芳香药于一方，既长于辟秽开窍，又可行气温中止痛，且散收兼顾，补敛并施。

【考点重点点拨】病证要点：寒痰、秽浊闭阻清窍；配伍重点是"十香"的作用，白术、诃子的作用。

紫 金 锭

（又名玉枢丹）

《片玉心书》

【组成】雄黄一两　文蛤三两，一名五倍子，捶碎，洗净，焙　山慈菇三两，去皮，洗净，焙　红芽大戟一两半，去皮，洗净，焙，干燥　千金子一两，一名续随子，去壳，研去不同，取霜　朱砂一两　麝香三钱

【功用】解毒辟秽，化痰开窍。

【主治】感受秽恶痰浊之邪，脘腹胀闷疼痛，呕吐泄泻，小儿痰厥及疔疮疖肿。

【证候识别】脘腹胀闷疼痛，呕吐泄泻。

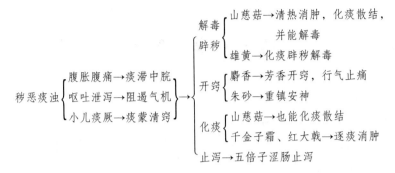

【配伍特点】在辟秽化浊、祛痰开窍之中，有行气开闭之功。

【考点重点点拨】病证要点：秽恶痰浊阻滞中焦；配伍重点是山慈菇、千金子的作用。

巩固与练习

1. 使用开窍剂的注意事项。

2. 试述苏合香丸中配伍白术、诃子的意义。

3. 试述安宫牛黄丸中的牛黄配伍麝香、至宝丹中的冰片、安息香配伍麝香的作用特点。

第十七章　理气剂

1. 概念　凡以理气药为主组成，具有行气或降气的作用，用于治疗气滞或气逆病证的方剂。

2. 适应范围　气滞和气逆病证，多因情志不畅，饮食失节，劳倦过度等导致气机升降失常而引起。

3. 立法依据　"逸者行之""结者散之""高者抑之""木郁达之"。

4. 分类　行气，降气。

5. 注意事项

（1）辨清虚实，勿犯虚虚实实之戒。若气滞实证，误用补气，则其滞愈甚；若气虚证，误用行气，则更伤其气。气滞而兼气逆者，宜行气与降气并用；若兼气虚者，则需配伍补气之品，以虚实兼顾。

（2）理气剂组成药物大多芳香温燥，易伤津耗气，应中病即止。

（3）年老体弱、孕妇、素体阴虚及崩漏吐衄者，均当慎用。

第一节　行　气

越　鞠　丸
《丹溪心法》

【组成】苍术　香附　川芎　神曲　栀子各等份

【功用】行气解郁。

【主治】六郁（气、血、火、食、湿、痰）证。症见胸膈痞闷，脘腹胀痛，嗳腐吞酸，饮食不消、恶心呕吐，苔腻，脉弦。

【证候识别】胸胁脘腹胀痛＋饮食不消＋苔腻、脉弦。

肝气郁结 { 胸膈痞闷→肝郁气滞
　　　　　脘腹胀痛→气郁血阻
　　　　　脉弦→肝气郁结 } { 行气→香附→辛温，行气疏肝解郁→气郁
　　　　　活血→川芎→辛温，活血行气→血郁

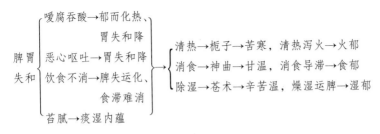

【配伍特点】

$$
\text{分郁论治}
\begin{cases}
香附（气郁） \\
川芎（血郁） \\
栀子（火郁） \\
神曲（食郁） \\
苍术（湿郁）
\end{cases}
\begin{array}{l}
重在调理气机；痰郁乃气滞湿聚而成，若气行则湿化， \\
痰郁亦随之而解，故五药而治六郁，治病以求其本
\end{array}
$$

【考点重点点拨】病证要点有二：一是肝气郁结，二是脾失健运；配伍重点是分郁论治，五药治疗六郁。

枳实薤白桂枝汤

《金匮要略》

【组成】枳实四枚　厚朴四两　薤白半升　桂枝一两　瓜蒌一枚，捣

【功用】通阳散结，下气祛痰。

【主治】胸阳不振，痰气互结之胸痹证。症见胸满而痛，甚或胸痛彻背，喘息咳唾，短气，气从胁下冲逆，上攻心胸，舌苔白腻，脉沉弦或紧。

【证候识别】胸满而痛 + 气从胁下冲逆、上攻心胸。

$$
\text{阳虚痰阻}
\begin{cases}
胸满而痛 \rightarrow 胸阳不振 \\
胸痛彻背 \rightarrow 痰阻气滞 \\
喘息咳唾 \rightarrow 痰浊内阻 \\
短气 \rightarrow 肺失宣降 \\
舌苔白腻 \rightarrow 痰浊阻滞 \\
脉沉弦或紧 \rightarrow 阴寒内盛
\end{cases}
\begin{cases}
通阳散结 \rightarrow 薤白 \rightarrow 辛温，通阳破结，祛痰散寒 \\
理气祛痰 \rightarrow 瓜蒌实 \rightarrow 甘温，涤痰散结，理气宽胸
\end{cases}
$$

$$气逆\begin{cases}气从胁下\to胸阳不振\\上逆抢心\to阴寒上逆\end{cases}\to\begin{cases}下气\begin{cases}枳实\to苦辛微寒，行气消痞\\厚朴\to苦辛温，下气除满\end{cases}\\平冲降逆\to桂枝\to辛温，通阳散寒，降逆平冲\end{cases}$$

【配伍特点】

$$\left.\begin{array}{l}桂枝\to平冲降逆\\厚朴\to下气\\枳实\to行气\\瓜蒌\to涤痰理气\\薤白\to通阳散结\end{array}\right\}\begin{array}{l}寓降逆平冲于行气之中以恢复气机之升降\\寓散寒化痰于理气以宣通阴寒痰浊之痹阻\end{array}$$

【考点重点点拨】病证要点有二：一是胸阳不振，二是痰气互结；配伍重点是瓜蒌和薤白的配伍意义，桂枝的作用。

【类方比较】枳实薤白桂枝汤、瓜蒌薤白白酒汤、瓜蒌薤白半夏汤比较如下表。

方名	组成	功用	主治病机	使用要点
枳实薤白桂枝汤	瓜蒌、薤白、枳实、厚朴、桂枝	通阳散结、下气祛痰	胸痹→胸阳不振，痰气互结	胸中满痛，气从胁下冲逆，上攻心胸，舌苔白腻，脉沉弦或紧
瓜蒌薤白白酒汤	瓜蒌、薤白、白酒	通阳散结、行气祛痰	胸痹轻证→胸阳不振，痰气互结	胸部满痛，舌苔白腻，脉沉弦或紧
瓜蒌薤白半夏汤	瓜蒌、薤白、白酒、半夏	通阳散结、祛痰宽胸	胸痹→胸阳不振，痰气互结，痰阻较重	胸中满痛、胸痛彻背，不能安卧，舌苔白腻，脉沉弦或紧

半夏厚朴汤

《金匮要略》

【组成】半夏一升　厚朴三两　茯苓四两　生姜五两　苏叶二两

【功用】行气散结，降逆化痰。

【主治】梅核气。咽中如有物阻，咯吐不出，吞咽不下，胸膈满闷，或咳或呕，舌苔白润或白滑，脉弦缓或弦滑。

【证候识别】咽中如有物阻＋吞吐不得＋胸膈满闷。

痰气
互结 ⎰ 咽中如有物阻→肺胃宣降失常　化痰散结⎰ 半夏→辛苦温,化痰散结,和胃降逆
　　⎨ 咯吐不出→痰气相互搏结　行气降逆⎨
　　⎩ 吞咽不下→阻于咽喉　　　　　　　　⎩ 厚朴→辛苦温,下气除满,行气开郁

　　⎰ 胸胁满闷→气郁痰结　祛痰　　⎰ 茯苓→甘淡平,渗湿健脾,以杜痰源
气逆⎨ 或咳→肺失宣降　　　宣肺⎨ 苏叶→辛温,芳香行气,宣肺醒脾,引药上行
　　⎩ 或呕→胃气上逆　降逆和胃⎩ 生姜→辛温,和胃降逆,制半夏毒

【配伍特点】

辛温　⎧ 半夏（辛苦温）
并行　⎨ 厚朴（辛苦温）⎫ 辛以行气散结，温以燥湿化痰
　　　⎨ 苏叶（辛温）　⎬
　　　⎩ 生姜（辛温）　⎭

【考点重点点拨】病证要点有二：一是肺胃宣降失常，二是痰气互结于咽喉；配伍重点是半夏和厚朴的配伍意义。

金铃子散

《太平圣惠方》，录自《袖珍方》卷二

【组成】金铃子　玄胡索各一两

【功用】疏肝清热，活血止痛。

【主治】肝郁化火证。胸腹胁肋疼痛，时发时止，口苦，或痛经，疝气痛，舌红苔黄，脉弦数。

【证候识别】胸腹胁肋疼痛＋肝热证。

气滞
血瘀 ⎧ 胸腹胁肋疼痛→肝郁气滞 ⎫ 疏肝行气⎰ 金铃子→苦寒,疏肝泄热,行气止痛
　　 ⎨ 时发时止→血行不畅　　　⎬ 活血止痛⎨
　　 ⎨ 痛经→气滞血瘀　　　　　⎬ 　　　　　⎩ 玄胡索→辛苦温,活血行气止痛
　　 ⎩ 疝气痛→肝经气滞　　　　⎭

肝热 ⎧ 口苦→肝火上炎　　　　　⎫ 清肝泻火→金铃子→苦寒泄热
　　 ⎨ 舌红苔黄→里热炽盛　　　⎬
　　 ⎩ 脉弦数→肝郁化火　　　　⎭

【配伍特点】

寒温并用 { 金铃子苦寒以疏肝泻火 / 玄胡索辛苦温以畅血行 } 二药相配，气行血畅

【考点重点点拨】病证要点有二：一是气郁化火，二是血行不畅；配伍重点是金铃子与玄胡索用量比例为1:1。

厚朴温中汤

《内外伤辨惑论》

【组成】厚朴姜制　陈皮去白，各一两　甘草炙　茯苓去皮　草豆蔻仁　木香各五钱　干姜七分

【功用】行气除满，温中燥湿。

【主治】脾胃寒湿气滞证。脘腹胀满，或疼痛，不思饮食，四肢倦怠，舌苔白腻，脉沉弦。

【证候识别】脘腹胀痛 + 苔白腻。

脾胃气滞 { 脘腹胀满，理气、芳香化湿 / 时作疼痛，气机阻滞 }

寒湿困脾 { 四肢倦怠→脾气不达 / 舌苔白腻→寒湿内阻 / 脉沉弦→寒 } 温中 燥湿散寒

→ { 厚朴→辛苦温，行气消胀，燥湿除满 / 陈皮→辛苦温，行气，燥湿化痰 / 木香→辛温，行气宽中 / 草豆蔻→辛温，温中散寒，燥湿行气 / 干、生姜→辛温，温胃暖脾 }

脾虚→不思饮食→脾胃运化无力→健运脾胃 { 茯苓→甘淡平，健脾渗湿 / 甘草→调和诸药 }

【配伍特点】

行气温中并用 { 厚朴、陈皮 / 木香、草豆蔻 } 重在行气，兼以散寒燥湿

【考点重点点拨】病证要点有二：一寒湿困阻脾胃，二是气机阻滞。

天台乌药散

《圣济总录》

【组成】天台乌药　木香　茴香炒　青皮去白　良姜炒，各半两　槟

榔二个　　川楝子十个　　巴豆七十个，同川楝子及麸炒黑，去巴豆及麸皮不用

【功用】行气疏肝，散寒止痛。

【主治】肝经气滞寒凝证。小肠疝气，少腹引控睾丸而痛，偏坠肿胀，或少腹疼痛，苔白，脉沉弦。

【证候识别】少腹痛引睾丸 + 苔白，脉沉弦。

寒凝肝脉，气机阻滞 {
少腹疼痛→寒侵肝经
牵引睾丸→气机阻滞
脉沉弦，舌淡苔白→肝经寒凝
} → {
行气疏肝 {
乌药、青皮、木香、槟榔→辛温，行气疏肝，散寒止痛
川楝子→苦寒，与辛热之巴豆同炒后去巴豆，既可减川楝子之寒，又增强其行气散结之功
}
散寒止痛→小茴香、高良姜→辛温，散寒止痛
}

【配伍特点】

辛温配伍 {
乌药、青皮、木香
小茴香、高良姜
} 较强的行气散结、祛寒止痛之功

制性存用 {
川楝子
巴豆
} 同炒，去巴豆而用川楝子，减川楝子之寒，增强其行气散结之效

【考点重点点拨】病证要点有二：一是寒凝肝脉，二是气机阻滞；配伍重点是川楝子的用法和作用。

暖 肝 煎
《景岳全书》

【组成】当归二钱　枸杞三钱　小茴香二钱　肉桂一钱　乌药二钱　沉香一两（木香亦可）　茯苓二钱

【功用】温补肝肾，行气止痛。

【主治】肝肾不足，寒凝肝脉证。睾丸冷痛，或小腹疼痛，疝气痛，畏寒喜暖，舌淡苔白，脉沉迟。

【证候识别】睾丸或少腹疼痛 + 畏寒喜温，得温痛减。

寒凝
肝脉
$\begin{cases} 疝气 \rightarrow 肝寒气滞 \\ 小腹疼痛 \rightarrow 经气不畅 \\ 睾丸冷痛 \rightarrow 寒阻肺脉 \\ 脉沉迟，舌淡苔白 \rightarrow 阳虚寒凝 \end{cases}$
温肝散寒
行气止痛
$\begin{cases} 肉桂、小茴香 \rightarrow 辛热，温肾暖 \\ \qquad\qquad 肝，祛寒止痛 \\ 乌药、沉香 \rightarrow 辛温，理气止痛， \\ \qquad\qquad 暖肝散寒 \end{cases}$

阳虚 $\rightarrow$ 畏寒喜暖 $\rightarrow$ 肾阳不足 $\rightarrow$ 补益肝肾
$\begin{cases} 当归 \rightarrow 辛甘温，养血补肝 \\ 枸杞 \rightarrow 甘平，补益肝肾 \\ 茯苓 \rightarrow 甘淡平，健脾渗湿 \end{cases}$

【配伍特点】

温补行
气并用
$\begin{cases} 肉桂 \rightarrow 散寒 \\ 乌药、沉香、小茴香 \rightarrow 行气 \\ 当归、枸杞 \rightarrow 补养 \end{cases}$

【考点重点点拨】病证要点有二：一是寒凝气滞，二是肝肾不足；注意正虚、寒凝、气滞三者轻重关系。

橘 核 丸
《济生方》

【组成】橘核炒　海藻洗　昆布洗　海带洗　川楝子去肉，炒　桃仁麸炒，各一两　厚朴去皮，姜汁炒　木通　枳实麸炒　延胡索炒，去皮　桂心不见火　木香不见火，各半两

【功用】行气止痛，软坚散结。

【主治】寒湿疝气。睾丸肿胀偏坠，或坚硬如石，或痛引脐腹，舌淡苔白，脉弦紧。

【证候识别】睾丸硬肿胀痛。

肝脉阻滞
气滞血瘀
$\begin{cases} 睾丸肿胀偏坠 \rightarrow 肝经受邪 \\ 坚硬如石 \rightarrow 寒凝肝脉 \\ 痛引脐腹 \rightarrow 气血瘀滞 \end{cases}$
软坚散结
行气活血
$\begin{cases} 橘核 \rightarrow 软坚散结行气 \\ 海藻、昆布、海带 \rightarrow 软坚散结 \\ 川楝子、木香、枳实、厚朴 \rightarrow 行气破结止痛 \\ 桃仁、延胡索 \rightarrow 活血散结 \end{cases}$

寒湿
内阻
$\begin{cases} 舌淡苔白 \rightarrow 寒湿内阻 \\ 脉弦紧 \rightarrow 寒侵肝脉 \end{cases}$
温化
寒湿
$\begin{cases} 肉桂 \rightarrow 温散寒凝，制川楝子、木通之寒性 \\ 木通 \rightarrow 通脉利湿 \end{cases}$

【配伍特点】

软坚散结，气血并行 $\begin{cases} 橘核、海藻、昆布、海带\to软坚散结 \\ 川楝子、木香、厚朴、枳实\to行气散结 \\ 桃仁、延胡索\to活血散结 \end{cases}$ 消肿散结之功显著

【考点重点点拨】病证要点有二：一是寒湿内阻肝脉，二是气血瘀滞。

第二节 降 气

苏子降气汤

《太平惠民和剂局方》

【组成】紫苏子 半夏汤洗七次，各二两半 川当归去芦，两半 甘草炙，二两 前胡去芦 厚朴去粗皮，姜汁拌炒，各一两 肉桂去皮，一两半 生姜二片 枣一个 苏叶五片

【功用】降气平喘，止咳祛痰。

【主治】上实下虚喘咳证。痰涎壅盛，喘咳短气，胸膈满闷；或腰疼脚弱，肢体倦怠；或肢体浮肿，舌苔白滑或白腻，脉弦滑。

【证候识别】肺气滞痰阻＋肾阳虚水泛。

上盛 $\begin{cases} 痰涎壅盛\to痰涎壅滞 \\ 喘咳短气\to肺失宣降 \\ 胸膈满闷\to痰阻气滞 \end{cases}$ 降气平喘 止咳祛痰 $\begin{cases} 苏子\to辛温，降气平喘，祛痰止咳 \\ 厚朴\to辛苦温，下气除满 \\ 半夏\to辛苦温，降逆燥湿化痰 \\ 前胡\to辛苦微寒，下气止咳化痰 \end{cases}$

$\begin{cases} 舌苔白滑\to寒痰内蕴 \\ 或白腻\to寒痰内蕴 \end{cases}$ 苏叶、生姜\to辛温宣肺散寒

下虚 $\begin{cases} 腰疼脚弱\to肾阳不足 \\ 肢体倦怠\to失于温养 \\ 肢体浮肿\to阳虚水泛 \end{cases}$ 温补 下元 $\begin{cases} 甘草、大枣\to调和诸药 \\ 当归\to辛苦温，养血润燥，亦治咳逆上气 \\ 肉桂\to辛甘热，温补下元，纳气平喘 \end{cases}$

【配伍特点】

$$
标本兼顾
\begin{cases}
苏子、厚朴、半夏、前胡 \rightarrow 痰涎壅盛在肺 \\
肉桂、当归 \rightarrow 温补下元
\end{cases}
\begin{cases}
上下并治 \\
治上为主
\end{cases}
$$

$$
宣降结合
\begin{cases}
苏子、厚朴、半夏、前胡 \rightarrow 降逆肺气 \\
苏叶、生姜 \rightarrow 宣肺散寒
\end{cases}
\begin{cases}
大量降逆之品配伍少量宣散之药 \\
使降中寓升，宣降结合
\end{cases}
$$

【考点重点点拨】病证要点有二：一是痰涎壅盛于肺，二是肾阳不足；配伍重点是苏叶、生姜的作用，当归、肉桂的意义。

定 喘 汤
《摄生众妙方》

【组成】白果二十一枚，去壳砸碎、炒黄　麻黄三钱　苏子二钱　甘草一钱　款冬花三钱　杏仁一钱五分　桑白皮三钱，炙　黄芩钱半，炒　法半夏三钱，酒炒，用甘草汤泡七次、去脐用

【功用】宣降肺气，清热化痰。

【主治】风寒外束，痰热内蕴证。咳喘痰多气急，质稠色黄，或微恶风寒，舌苔黄腻，脉滑数者。

【证候识别】哮喘咳嗽，痰多色黄 + 微恶风寒。

$$
痰热内蕴
\begin{cases}
咳嗽哮喘 \rightarrow 肺失宣降 \\
痰多气急 \rightarrow 痰阻气逆 \\
痰稠色黄 \rightarrow 痰热阻滞 \\
舌苔黄腻 \rightarrow 痰热内蕴 \\
脉滑数 \rightarrow 痰热内蕴
\end{cases}
\begin{matrix}
降气平喘 \\
\rightarrow 清热化痰 \\
止咳
\end{matrix}
\begin{cases}
苏子、白果 \rightarrow 降气平喘，收敛肺气 \\
杏仁、半夏、款冬花 \rightarrow 止咳化痰 \\
黄芩、桑白皮 \rightarrow 清泄肺热，止咳
\end{cases}
$$

$$
表证 \rightarrow 恶寒发热 \rightarrow 风寒外束 \rightarrow 解表散寒
\begin{cases}
麻黄 \rightarrow 解表散寒，宣肺平喘 \\
甘草 \rightarrow 调和诸药
\end{cases}
$$

【配伍特点】

$$
散收结合
\begin{cases}
麻黄宣肺平喘 \\
白果敛肺定喘
\end{cases}
既加强平喘之功，又防麻黄耗散肺气
$$

【考点重点点拨】病证要点有二，一是痰热内蕴，一是外感风寒；配伍重点是麻黄和白果的配伍意义。

旋覆代赭汤

《伤寒论》

【组成】旋覆花三两　人参二两　生姜五两　代赭石一两　甘草炙，三两　半夏洗，半升　大枣十二枚，擘

【功用】降逆化痰，益气和胃。

【主治】胃虚痰阻气逆证。心下痞硬，噫气不除；或见反胃，呕逆，吐涎沫。舌苔白滑，弦而虚。

【证候识别】心下痞硬 + 嗳气频作，或呃逆、呕吐。

```
         ┌ 噫气不除→胃脘气滞           ┌ 旋覆花→苦辛咸微温，降逆止噫，消痰除痞
气逆 ┤ 反胃呕吐→胃失和降   降逆   ┤ 代赭石→苦寒重镇，降逆止呕
         └ 呕吐涎沫→痰阻气逆   胃气   └ 生姜→辛温降逆和中止呕，温胃化饮消痰

         ┌ 心下痞硬→痰浊阻滞
痰阻 ┤ 舌苔白滑→湿阻         化痰 → 半夏→辛温，祛痰散结，降逆和胃
         └ 脉弦→痰浊内阻         散结

胃虚→脉虚→胃气虚弱→益气和中 ┤ 人参、大枣、甘草→益气和胃补虚
                                              └ 甘草→调和诸药
```

【配伍特点】

```
标本兼顾 ┤ 旋覆花、代赭石、生姜、半夏→降逆和胃以治标 ┤ 治标为主
             └ 人参、大枣、甘草→益气补虚以治本
```

【考点重点点拨】病证要点有三，一是胃气虚弱，二是痰浊中阻，三是胃气上逆；注意代赭石、旋覆花和生姜的用量。

橘皮竹茹汤

《金匮要略》

【组成】橘皮二升　竹茹二升　生姜半斤　甘草五两　人参一两　大枣三十枚

【功用】降逆止呃，益气清热。

【主治】胃虚有热之呃逆。呃逆或干呕，虚烦少气，口干，舌红嫩，脉虚数。

【证候识别】呃逆或呕吐＋舌红嫩，脉虚数。

$$
气逆 \begin{cases} 呃逆 \to 胃气上逆 \\ 干呕 \to 胃失和降 \end{cases} 和胃降逆 \begin{cases} 竹茹 \to 甘寒，清热安胃止呕 \\ 橘皮 \to 辛温，理气和胃，降逆止呃 \\ 生姜 \to 辛温，和胃降逆止呕 \end{cases}
$$

$$
\begin{matrix} 热伤 \\ 气津 \end{matrix} \begin{cases} 虚烦少气 \to 胃虚有热 \\ 口干 \to 胃热 \\ 舌红嫩 \to 阴津不足 \\ 脉虚数 \to 虚热 \end{cases} \begin{matrix} 清热 \\ 益气生津 \end{matrix} \begin{cases} 竹茹 \to 甘寒，清热安胃止呕 \\ 人参、大枣、甘草 \to 益气生津，补中和胃 \end{cases}
$$

【配伍特点】

$$
寒温并用 \begin{cases} 竹茹（甘寒） \\ 生姜、橘皮(辛温) \end{cases} 寒不伤胃，温不化燥
$$

$$
邪正兼顾 \begin{cases} 竹茹、橘皮、生姜祛邪 \\ 人参、大枣、甘草扶正 \end{cases} 祛邪不伤正，扶正不留邪
$$

【考点重点点拨】病证特点有二：一是胃虚有热，二是胃气上逆；配伍重点是竹茹和橘皮、生姜的配伍意义；生姜的用量。

丁香柿蒂汤

《症因脉治》

【组成】丁香　柿蒂　人参　生姜（原书未著分量）

【功用】温中益气，降逆止呃。

【主治】胃气虚寒呃逆。呃逆不止，胸痞，脉沉迟。

【证候识别】呃逆不止＋脉沉迟。

$$
\begin{matrix} 胃气上逆 \begin{cases} 呃逆 \to 气逆不降 \\ 胸痞 \to 气机不畅 \end{cases} \\ 虚寒 \to 脉沉迟 \to 里寒 \end{matrix} \begin{matrix} 降逆止呃 \\ 温中益气 \end{matrix} \begin{cases} 丁香 \to 辛温，温中散寒，降逆止呃 \\ 柿蒂 \to 苦平，降逆止呃 \\ 生姜 \to 辛温，温胃止呕 \\ 人参 \to 甘温，补益中气 \end{cases}
$$

【配伍特点】

$$攻补兼施\begin{cases}丁香、柿蒂\rightarrow降逆和胃为主\\人参、生姜\rightarrow温中补虚为辅\end{cases}寓温补于降逆之中$$

【考点重点点拨】病证特点有二：一是胃气虚寒，二是胃气上逆；丁香与柿蒂的配伍意义。

巩固与练习

1. 试述柴胡疏肝散中柴胡配伍香附、川芎的作用特点。

2. 试述越鞠丸的药物配伍特点。

3. 试述瓜蒌薤白白酒汤中瓜蒌实配伍薤白、枳实薤白桂枝汤中枳实配伍薤白的作用特点。

4. 试述半夏厚朴汤中半夏配伍厚朴的作用特点。

5. 试述苏子降气汤的主治、病机与功效。

6. 试述定喘汤中麻黄配伍白果的作用特点。

7. 试述旋覆代赭汤中旋覆花配伍代赭石、橘皮竹茹汤中竹茹配伍橘皮的作用特点。

第十八章　理血剂

1. 概念　凡以理血药为主组成，具有活血、止血的作用，治疗瘀血和出血病证的方剂。

2. 适应范围　瘀血证或出血证。血是营养人体脏腑、经络、四肢百骸的重要营养物质，具有循行脉中、周流不息的特点。一旦因某种原因，造成血行不畅，瘀滞内停，则为瘀血；若离经妄行，则成出血。

3. 立法依据　"血实宜决之"，"定其气血，各守其乡"。

4. 分类　活血祛瘀，止血。

5. 注意事项

（1）运用活血化瘀剂时，应适当配伍理气药，使气行则血行。

（2）活血化瘀之品易伤血、动血，不可久用，并应配伍扶正的药物；对有出血宿疾者，或妇女月经过多，孕妇等，均应慎用。

（3）运用止血剂，应于方中酌配既能化瘀又能止血之药，避免血止而留瘀。

（4）急性出血，宜止血为先，急治其标；慢性失血，宜着重治本或标本兼顾。

（5）治疗出血证，上部出血忌用升提药；下部出血忌用沉降药。

（6）运用止血剂时，为增强止血作用，有些药物可炒炭存性使用。

第一节　活血祛瘀

桃核承气汤

《伤寒论》

【组成】桃仁五十个，去皮尖　大黄四两　桂枝二两，去皮　甘草二两，炙　芒硝二两

【功用】泻热逐瘀。

【主治】下焦蓄血证。少腹急结，小便自利，甚则谵语烦躁，神志如狂，至夜发热；以及血瘀经闭，痛经，脉沉实而涩者。

【证候识别】少腹急结 + 小便自利。

$$
\text{瘀热内阻}\begin{cases}
\text{少腹急结—瘀热互结，}\\
\quad\text{阻于下焦}\\
\text{烦躁谵语}\\
\text{其人如狂}\\
\text{至夜发热—热在血分}\\
\text{脉沉实—主实热}\\
\text{或脉涩—主瘀血}
\end{cases}\begin{array}{l}\text{瘀热上扰}\\\text{心神}\end{array}\ \text{泻热}\atop\text{逐瘀}\begin{cases}
\text{大黄、芒硝、甘草→泄热逐瘀，软坚散结}\\
\text{桃仁→破血逐瘀}\\
\text{桂枝→通行血脉，防硝黄寒凉凝血之弊}
\end{cases}
$$

气化正常→小便自利→非膀胱蓄水证

【配伍特点】

$$
\text{寒温并用}\begin{cases}
\text{桂枝（温热）→桂枝得硝、黄则温通而不助热}\\
\text{大黄、芒硝（寒凉）→硝黄得桂枝则寒下又不凉遏}
\end{cases}
$$

$$
\text{瘀热并除}\begin{cases}
\text{调胃承气汤→泄热攻下}\\
\text{桃仁→破血逐瘀}
\end{cases}\text{泄破结合}
$$

【考点重点点拨】病证特点：瘀热互结下焦；配伍重点是桂枝和硝黄的作用。

血府逐瘀汤

《医林改错》

【组成】桃仁四钱　红花三钱　当归三钱　生地黄三钱　川芎一钱半　赤芍二钱　牛膝三钱　桔梗一钱半　柴胡一钱　枳壳二钱　甘草一钱

【功用】活血祛瘀，行气止痛。

【主治】胸中血瘀证。胸痛，头痛，日久不愈，痛如针刺而有定处或呃逆日久不止，或饮水即呛，干呕，或内热瞀闷，或心悸怔忡失眠多梦，急躁易怒，入暮潮热，唇暗或两目暗黑，舌质暗红，或舌有瘀斑、瘀点，脉涩或弦紧。

【证候识别】胸痛 + 痛有定处 + 舌暗红或有瘀斑。

血瘀胸中，气机不畅
- 胸痛如刺→瘀血阻滞
- 痛有定处→气机不畅
- 唇暗→瘀血阻滞
- 两目暗黑→肌肤失养
- 舌质暗红 舌上瘀斑 → 瘀血内停
- 脉涩或弦紧→主瘀血
- 内热烦闷 入暮渐热 → 瘀血化热，上扰心神
- 急躁善怒→气郁化热
- 头痛→清阳不升
- 呃逆干呕 饮水即呛 → 瘀血内阻，气机失常

活血化瘀
- 桃红四物汤→活血化瘀
- 牛膝→活血化瘀，引血下行

行气止痛
- 四逆散→行气解郁
- 桔梗→开宣肺气，载药上行

【配伍特点】

气血并行
- 桃红四物汤→活血化瘀
- 四逆散→行气解郁
} 既行血分瘀滞，又解气分郁结

养活结合
- 桃仁、红花→活血化瘀
- 四物汤→养血和血
} 活血而无耗血之虑，行气又无伤阴之弊

升降同施
- 桔梗→开宣肺气
- 枳壳→行气畅中
- 牛膝→引血下行
} 气血和调

【考点重点点拨】病证特点有二：一是瘀血内阻胸中，二是气机郁滞；配伍重点是气血并行、养活结合、升降同施；桔梗与牛膝的意义。

【类方比较】五个逐瘀汤比较见下表。

方名	组成	功用	主治病机	使用要点
血府逐瘀汤	桃仁、红花、当归、生地黄、川芎、赤芍、牛膝、桔梗、柴胡、枳壳、甘草	活血化瘀行气止痛	瘀血内阻胸部，气机郁滞	胸痛、头痛，痛有定处+舌暗红或有瘀斑
通窍活血汤	桃仁、红花、赤芍、川芎、老葱、鲜姜、红枣、麝香、黄酒	活血通窍	瘀血内阻头面部	头痛昏晕，或耳聋、脱发、酒渣鼻、白癜风，面色青紫

续表

方名	组成	功用	主治病机	使用要点
膈下逐瘀汤	桃仁、红花、当归、川芎、赤芍、灵脂、延胡、枳壳、乌药、香附、丹皮、甘草	活血化瘀 行气止痛	瘀血内阻膈下，气机郁滞	两胁及腹部胀痛有积块，痛处不移
少腹逐瘀汤	蒲黄、灵脂、玄胡、没药、当归、川芎、赤芍、小茴香、干姜、官桂	活血祛瘀 温经止痛	瘀血内阻少腹，寒凝经脉	血瘀少腹之癥块、月经不调、痛经
身痛逐瘀汤	桃仁、红花、川芎、当归、没药、五灵脂、牛膝、香附、地龙、甘草、羌活、秦艽	活血行气 祛瘀通络 通痹止痛	瘀血痹阻经络	肢体痹痛或肩、臂、腰、腿等诸关节或全身疼痛

补阳还五汤

《医林改错》

【组成】黄芪生，四两　当归尾二钱　赤芍一钱半　地龙一钱　川芎一钱　红花一钱　桃仁一钱

【功用】补气活血通络。

【主治】气虚血瘀之中风证。半身不遂，口眼㖞斜，语言謇涩，口角流涎，小便频数或遗尿失禁，舌暗淡，苔白，脉缓无力。

【证候识别】半身不遂，口眼㖞斜 + 脉缓无力。

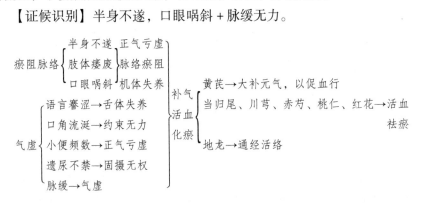

【配伍特点】

黄芪 }重用补气药配伍活血药，
归尾、川芎、桃仁、红花、地龙 }使气旺以血行，瘀去则络通

【考点重点点拨】病证特点有二：一是正气不足，二是瘀血阻络；

配伍重点是黄芪的作用和用量，地龙的作用。

复元活血汤

《医学发明》

【组成】柴胡五钱　栝楼根　当归各三钱　红花　甘草　山甲炮,各二钱　大黄酒浸,一两　桃仁酒浸,去皮尖,研如泥,五十个

【功用】活血祛瘀，疏肝通络。

【主治】跌打损伤，瘀血阻滞证。瘀阻胁下，痛不可忍。

【证候识别】胁肋瘀肿疼痛＋痛处固定不移。

跌打损伤→瘀血留阻　　　活血化瘀→酒大黄、桃仁、红花、当归、穿山甲、栝

胁下痛→伤至肝经　　　　　　楼根→活血化瘀，通络止痛

　　　　　　　　　　　　疏肝理气→柴胡→疏肝理气以通络止痛

　　　　　　　　　　　　生甘草→调和诸药，缓急止痛

【配伍特点】

升降同施 { 大黄引瘀下行 / 柴胡疏肝理气 } 调畅气血

气血并行 { 酒大黄、桃仁、红花、当归、穿山甲、栝楼根→活血化瘀 / 柴胡→疏肝理气 } 大量攻逐药配伍少量理气药，活血为主，行气为辅

【考点重点点拨】病证特点：跌打损伤，瘀血阻滞胁下；配伍重点是大黄和柴胡的配伍意义，栝楼根的作用。

七 厘 散

《同寿录》卷尾

【组成】上朱砂水飞净,一钱二分（3.6g）　真麝香一分二厘（0.36g）梅花冰片一分二厘（0.36g）　净乳香一钱五分（4.5g）　红花一钱五分（4.5g）明没药一钱五分（4.5g）　瓜儿血竭一两（30g）　粉口儿茶二钱四分（7.2g）

【功用】散瘀消肿，定痛止血。

【主治】跌打损伤，筋断骨折，瘀血肿痛，或刀伤出血；或无名肿毒，烧伤烫伤等。

【证候识别】跌打损伤，瘀血肿痛或出血。

$$
\text{血瘀}
\begin{cases}
\text{瘀血肿痛→跌打损伤} \\
\text{筋断骨折} \\
\text{瘀血阻滞} \\
\text{无名肿毒→气血瘀滞} \\
\text{血脉不通} \\
\text{烧伤烫伤→肌伤肤败}
\end{cases}
\begin{cases}
\text{活血散瘀} \\
\text{消肿止痛}
\end{cases}
\begin{cases}
\text{血竭→活血化瘀，消肿止痛，收敛止血} \\
\text{乳香、没药、冰片→消肿止痛，祛腐生肌} \\
\text{红花、麝香→活血化瘀}
\end{cases}
$$

出血→刀伤出血→血管破裂，离经妄行→儿茶→苦涩微寒，收敛止血，清热
跌仆受惊→惊则气乱→气乱心慌→朱砂→甘寒，安神定志，清热泻火

【配伍特点】

$$
\text{化瘀与止血并用}
\begin{cases}
\text{血竭、红花、麝香→活血化瘀} \\
\text{儿茶→收敛止血}
\end{cases}
$$

【考点重点点拨】病证特点：跌打损伤，筋断骨折，瘀血阻滞或出血；用量与用法。

温 经 汤
《金匮要略》

【组成】吴茱萸三两　当归二两　芍药二两　川芎二两　人参二两　桂枝二两　阿胶二两　牡丹皮去心，二两　生姜二两　甘草二两　半夏半升　麦冬去心，一升

【功用】温经散寒，祛瘀养血。

【主治】冲任虚寒，瘀血阻滞证。漏下不止，或血色暗而有块，淋漓不畅，月经不调，或逾期不止，或一月再行，或经停不至，而见傍晚发热，手心烦热，唇口干燥，少腹冷痛腹满，舌质暗红，脉细而涩。亦治妇人宫冷，久不受孕。

【证候识别】月经不调，小腹冷痛 + 经血夹有瘀块 + 时有烦热。

$$
\begin{matrix}
\text{血失统摄} \\
\text{寒瘀互结}
\end{matrix}
\begin{cases}
\text{漏下不止逾期不止→冲任虚寒，} \\
\text{　　　　　　　固摄无权} \\
\text{少腹冷痛→血瘀寒凝，胞脉不通}
\end{cases}
\begin{cases}
\text{温经散寒→吴茱萸、桂枝→温经散寒，} \\
\text{　　　　　　　　　　通脉止痛} \\
\text{益气固摄}
\begin{cases}
\text{人参、甘草→益气健脾} \\
\text{半夏、生姜→温中散寒，开} \\
\text{胃和胃以生气血}
\end{cases}
\end{cases}
$$

经停不至，冲任虚寒
经期提前，瘀阻胞宫
瘀阻胞宫 经期延后 蓄溢失常 活血 当归→辛甘温，补血活血止痛
久不受孕→胞宫失养 化瘀 川芎→辛温，活血化瘀，行气止痛
舌质暗红→瘀血内阻 白芍→苦酸微寒，化瘀养血，缓急止痛
脉细而涩→血虚瘀阻

傍晚发热
血虚发热 手心烦热 阴血亏虚 滋阴清热 阿胶→甘平，养血润燥止血
唇口干燥 血虚发热 麦冬→甘苦微寒，养阴生津清热
丹皮→苦辛微寒，清热凉血，活血散瘀

【配伍特点】

寒温并用 吴茱萸、桂枝、人参、当归 川芎、半夏、生姜 芍药、麦冬、丹皮 大队温补药与少量寒凉药配伍，温而不燥，刚柔相济

【考点重点点拨】病证特点有四：一是冲任虚寒，二是瘀血阻滞，三是郁而化热，四是热伤阴血（即虚、寒、瘀、热并见）；配伍重点是半夏、生姜、吴茱萸、桂枝的作用。

生 化 汤

《傅青主女科》

【组成】全当归八钱　川芎三钱　桃仁去皮尖，研，十四枚　干姜炮黑，五分　甘草炙，五分　黄酒、童便各半煎服

【功用】活血化瘀，温经止痛。

【主治】血虚寒凝，瘀血阻滞证。产后恶露不行，小腹冷痛。

【证候识别】产后恶露不行＋小腹冷痛。

产后血虚 寒凝瘀阻
产后恶露不行→血虚瘀血内阻→养血活血 当归→养血活血，祛瘀生新，温经散寒
桃仁、川芎→活血化瘀，行气
童便→益阴化瘀，引败血下行
小腹冷痛→寒凝于内→温经散寒 炮姜→温经散寒
黄酒→温通血脉而活血
甘草→调和诸药

【配伍特点】

$$消补兼施 \begin{cases} 当归 \to 重在补血 \\ 桃仁、川芎 \to 活血化瘀 \end{cases}$$

$$温通并用 \begin{cases} 炮姜、黄酒 \to 温经通脉 \\ 桃仁、川芎 \to 活血化瘀 \end{cases}$$

【考点重点点拨】病证特点有二：一是产后血虚，二是寒瘀互阻胞宫；配伍重点是当归的意义和用量，童便的作用。

失 笑 散

《太平惠民和剂局方》

【组成】五灵脂酒研，淘去砂土 蒲黄炒香，各等份为末 酽醋熬散为膏，煎服

【功用】活血祛瘀，散结止痛。

【主治】瘀血停滞证。心腹刺痛，或产后恶露不行，或月经不调，少腹急痛等。

【证候识别】心腹刺痛；或妇人月经不调＋少腹急痛。

$$血瘀于内 \begin{cases} 心腹刺痛 \\ 恶露不行 \\ 月经不调 \\ 少腹急痛 \end{cases} 瘀血停滞 \begin{cases} 血行不畅 \\ 脉络不通 \\ 不通则痛 \end{cases} 活血化瘀止痛 \begin{cases} 五灵脂 \to 咸甘温，入肝经血分，通利血脉，散瘀止痛 \\ 蒲黄 \to 甘平，行血消瘀，炒用并能止血 \\ 醋 \to 活血通络，行散药力 \end{cases}$$

【配伍特点】活血与止痛并重。

【考点重点点拨】病证特点：瘀血阻滞；配伍重点是五灵脂和蒲黄的作用；用量比例为1:1。

桂枝茯苓丸

《金匮要略》

【组成】桂枝 茯苓 丹皮 桃仁去皮尖 芍药各等份，和蜜为丸

【功用】活血化瘀，缓消癥块。

【主治】瘀阻胞宫证。妇人素有癥块，妊娠漏下不止，或胎动不安，血色紫黑晦暗，腹痛拒按，或经闭腹痛，或产后恶露不尽而腹痛拒按者，舌质紫暗或有瘀点，脉沉涩。

【证候识别】少腹有癥块 + 血色紫黑晦暗，腹痛拒按。

$$癥块阻滞 \atop 胎元失养 \begin{cases} 素有癥块 \\ 胎动不安 \end{cases} \begin{matrix} 阻碍 \\ 胎元 \end{matrix} \rightarrow 缓消癥块 \begin{cases} 白蜜→甘缓而润，以缓诸药破泄之功 \\ 茯苓→健脾渗湿，扶助正气 \end{cases}$$

$$瘀阻胞宫 \begin{cases} 漏下不止 \\ 血色紫暗 \\ 腹痛拒按 \\ 无紫暗有瘀点 \\ 脉沉涩 \end{cases} \begin{matrix} 瘀血阻滞 \\ 血溢脉外 \\ \rightarrow 血脉不通 \\ \searrow 主瘀 \end{matrix} \begin{matrix} 活血 \\ 化瘀 \end{matrix} \begin{cases} 桂枝、桃仁→温经通脉，活血化瘀 \\ 丹皮、赤芍→活血散瘀，凉血清热 \end{cases}$$

【配伍特点】

$$寒温并用 \begin{cases} 桂枝→温通血脉 \\ 丹皮、芍药→凉血散瘀 \end{cases} 行血而无耗伤阴血之弊$$

【考点重点点拨】病证特点有二：一是素有癥块瘀阻胞宫，二是内有胎元；配伍重点是白蜜的作用；注意服用的剂量（用量极轻，且炼蜜和丸，如兔屎大，渐消缓散，每日食前服一丸，不知，加至三丸）。

大黄䗪虫丸

《金匮要略》

【组成】大黄蒸，十分　黄芩二两　甘草三两　桃仁一升　杏仁一升　芍药四两　干地黄十两　干漆一两　虻虫一升　水蛭百枚　蛴螬一升　䗪虫半升

【功用】活血消癥，祛瘀生新。

【主治】正气虚损，瘀血内停之干血证。形体虚羸，肌肤甲错，两目暗黑，或潮热，妇人经闭不行，舌质紫暗，或边有瘀斑，脉迟涩。

【证候识别】少腹有癥块 + 血色紫黑晦暗，腹痛拒按。

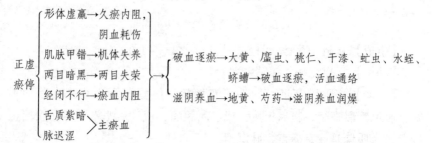

$$正虚 \atop 瘀停 \begin{cases} 形体虚羸→久瘀内阻， \\ \quad\quad\quad 阴血耗伤 \\ 肌肤甲错→机体失养 \\ 两目暗黑→两目失荣 \\ 经闭不行→瘀血内阻 \\ 舌质紫暗 \\ 脉迟涩 \end{cases} \begin{matrix} 破血逐瘀→大黄、䗪虫、桃仁、干漆、虻虫、水蛭、 \\ \quad\quad 蛴螬→破血逐瘀，活血通络 \\ 滋阴养血→地黄、芍药→滋阴养血润燥 \end{matrix}$$

内热→潮热→瘀久化热→清热 ┤ 黄芩→苦寒清热
杏仁→降利肺气，伍大黄引瘀血下行

【配伍特点】

养活结合 ┤ 大黄、䗪虫、桃仁、干漆、虻虫、
水蛭、蛴螬→破血逐瘀 ┤ 养血不留瘀，祛瘀不伤正
地黄、芍药→滋阴养血润燥

【考点重点点拨】病证特点有二：一是久瘀内阻，二是阴血耗伤；配伍重点是黄芩、杏仁的作用。

第二节　止血剂

十灰散
《十药神书》

【组成】大蓟　小蓟　荷叶　侧柏叶　茅根　茜草根　大黄　山栀　棕榈皮　牡丹皮各等份，藕汁或萝卜汁，磨京墨半碗，调服五钱

【功用】凉血止血。

【主治】血热妄行证。呕血、吐血、咯血、嗽血、衄血，血色鲜红，来势急暴，舌红，脉数。

【证候识别】各种上部出血＋火热之证。

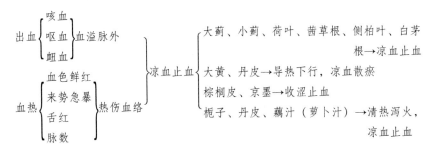

【配伍特点】

散瘀与止血并用 ┤ 丹皮、大黄、茜草根→活血散瘀
棕榈皮、京墨、大蓟、小蓟、荷叶、茜草根、侧柏叶、白茅根→止血

【考点重点点拨】病证特点有二:一是肝胃火盛,二是迫血妄行;配伍重点是十味药物烧灰存性,大黄、丹皮的作用。

四 生 丸
《妇人大全良方》

【组成】生荷叶 生艾叶 生柏叶 生地黄各等份

【功用】凉血止血。

【主治】血热妄行证。吐血、衄血,血色鲜红,口干咽燥,舌红或绛,脉弦数。

【证候识别】吐血、衄血 + 火热之证。

出血 { 吐血 衄血 } 血溢脉外
血热 { 血色鲜红 口干咽燥 舌红或绛 脉弦数 } 热伤血络

凉血止血 {
生柏叶 → 苦涩寒,凉血止血
生荷叶 → 苦辛微涩凉,凉血止血,活血散瘀
生地黄 → 甘苦凉,清热凉血,养阴生津
生艾叶 → 辛苦温,祛瘀止血,温而不燥,
　　　　避免他药寒凉太过而血止留瘀
}

【配伍特点】

寒温并用 { 生柏叶、生荷叶、生地黄(寒凉) 生艾叶(温热) } 以清为主

【考点重点点拨】病证特点:血热迫血妄行;配伍重点是药物均用生品,艾叶的作用。

咳 血 方
《丹溪心法》

【组成】青黛水飞 (6g) 瓜蒌仁去油 (9g) 海粉 (9g) 山栀子炒黑 (9g) 诃子 (6g)

【功用】清肝宁肺,凉血止血。

【主治】肝火犯肺之咳血证。咳嗽痰稠带血,咯吐不爽,心烦易怒,胸胁作痛,咽干口苦,颊赤便秘,舌红苔黄,脉弦数。

【证候识别】咳痰带血 + 胸胁作痛。

$$
肺热\\咳血
\begin{cases}
咳嗽痰稠\\
痰中带血\\
咯吐不爽
\end{cases}
\begin{cases}
木火刑金\\
灼伤肺络\\
炼液为痰
\end{cases}
\begin{array}{l}清肺\\化痰\end{array}
\begin{cases}
海粉(现多用海浮石)\rightarrow 清肺降火，软坚化痰\\
瓜蒌仁\rightarrow 甘寒，清热化痰，润肺止咳\\
诃子\rightarrow 苦涩平，清降敛肺，化痰止咳
\end{cases}
$$

$$
肝火\\亢盛
\begin{cases}
心烦易怒\rightarrow 热扰心神\\
胸胁作痛\rightarrow 肝气郁结\\
咽干便秘\rightarrow 郁热伤津\\
颊赤口苦\rightarrow 火热炎上\\
舌红苔黄\rightarrow 肝火亢盛\\
脉弦数\rightarrow 肝火亢盛
\end{cases}
\begin{array}{l}清肝\\泻火\end{array}
\begin{cases}
青黛\rightarrow 咸寒，清肝泻火，凉血止血\\
山栀子\rightarrow 苦寒，清热凉血，泻火除烦，炒黑\\
\qquad 可入血分而止血
\end{cases}
$$

【配伍特点】寓止血于清热泻火之中，治本求本。

【考点重点点拨】病证特点有二：一是肝火亢盛，二是肺络受损；配伍重点是寓止血于清热之中，治出血证而无止血之品；青黛、海粉、诃子的作用。

小蓟饮子
《济生方》

【组成】生地黄洗，四两　小蓟半两　滑石半两　木通半两　蒲黄半两，炒　藕节半两　淡竹叶半两　当归去芦，酒浸，半两　山栀子半两　甘草炙，半两

【功用】凉血止血，利水通淋。

【主治】下焦瘀热之血淋、尿血。症见尿中带血，小便频数，赤涩热痛，或纯下尿血，舌红脉数。

【证候识别】尿中带血，小便赤涩热痛。

$$
瘀热\\互结\\膀胱
\begin{cases}
尿中带血\rightarrow 热伤血络\\
小便频数\rightarrow 膀胱热结\\
\qquad\quad 气化失常\\
舌红脉数\rightarrow 主热
\end{cases}
\begin{array}{l}凉血止血\\利水通淋\end{array}
\begin{cases}
小蓟、生地、藕节、蒲黄\rightarrow 凉血止血，\\
\qquad\qquad\qquad\qquad\qquad 活血化瘀\\
滑石、木通\rightarrow 清热利水通淋\\
竹叶、栀子\rightarrow 清心泻火，导热从小便而出\\
当归\rightarrow 养血和血，防诸药寒凉滞血\\
甘草\rightarrow 调和诸药
\end{cases}
$$

【配伍特点】

$$
\left.\begin{array}{l}
小蓟、生地、藕节、蒲黄\\
滑石、竹叶、木通
\end{array}\right\}凉血止血为主，利水通淋为辅
$$

生地、当归
滑石、竹叶、木通 } 清利之中寓以养阴，利水而不伤正

【考点重点点拨】病证特点有二：一是瘀热互结膀胱，血络受损，二是膀胱气化失司；配伍重点是当归和生地的作用。

槐 花 散
《普济本事方》

【组成】槐花_炒　柏叶_{杵，焙}　荆芥穗　枳壳_{麸炒，各等份}

【功用】清肠止血，疏风行气。

【主治】风热湿毒，壅遏肠道，损伤血络证。便前出血，或便后出血，或粪中带血，以及痔疮出血，血色鲜红，舌红苔黄，脉数。

【证候识别】便血 + 血色鲜红。

风湿热毒
壅遏肠道 { 便血
血色鲜红
舌红苔黄
脉数 } > 风湿热毒
壅遏肠道 >
主热 } 凉血
止血 { 槐花、侧柏叶→苦微寒，清热凉
　　　　　　血止血
荆芥穗→辛温不燥，疏风，炒用
　　　　　　入血分而止血
枳壳→行气宽肠

【配伍特点】寓行气于止血之中，寄疏风于清肠之内，相反相成。

【考点重点点拨】病证特点：风热湿毒壅遏肠道，损伤血络；配伍重点是荆芥和枳壳的作用。

黄 土 汤
《金匮要略》

【组成】甘草　干地黄　白术　附子_炮　阿胶　黄芩_{各三两}　灶心黄土_{半斤}

【功用】温阳健脾，养血止血。

【主治】脾阳不足，脾不统血证。大便下血，或吐血、衄血、妇人崩漏，血色暗淡，四肢不温，面色萎黄，舌淡苔白，脉沉细无力。

【证候识别】便血或崩漏等出血 + 血色暗淡 + 脉沉细无力。

血失
固摄 {
大便下血
吐血衄血
妇人崩漏
} 统摄无权
血不循经 } 收涩止血 {
灶心黄土→温中，收涩止血
黄芩→苦寒，止血，佐制辛热之品动血
}

正气
亏虚 {
血色暗淡
四肢不温
面色萎黄 } 脾胃虚寒
温煦无力
气血不足 } →温阳健脾→白术、附子、甘草→温阳散寒，补气摄血

舌淡苔白
脉沉细无力 } 主虚→养血补虚→生地、阿胶→滋阴养血止血
}

【配伍特点】

寒热
并用 {
生地、黄芩
灶心黄土、白术、附子 } 刚药温阳而不伤阴，
柔药滋阴又不损阳
}

温补
并行 {
灶心黄土、白术、附子→温中健脾
生地、阿胶→养血补虚 } 标本兼顾
治标为主
}

【考点重点点拨】病证特点有二：一是脾阳不足，二是统血无权；配伍重点是灶心土、白术、黄芩的作用。

巩固与练习

1. 试述桃核承气汤中应用大黄以及配伍桃仁的作用特点。

2. 试述血府逐瘀汤的主治、病机及药物作用及配伍特点。

3. 温经汤的君药为何？其功效是什么？方中丹皮、麦冬有何作用？

4. 试述十灰散的药物配伍特点。

5. 试述黄土汤中配伍干地、阿胶、黄芩的意义。

第十九章　治风剂

1. 概念　凡是运用辛散祛风或息风止痉的药物为主组成，具有疏散外风或平息内风的作用，治疗风病的方剂。

2. 适应范围　用于治疗风证。分为外风和内风两大类。

3. 立法依据　外风宜疏散，内风宜平息。

4. 分类　疏散外风，平息内风。

5. 注意事项

（1）必须辨别风病是内风还是外风，若属外风，则宜疏散；属于内风，则宜平息，忌用辛散。

（2）如风邪夹寒、夹热、夹湿、夹痰者，则应与祛寒、清热、化湿、化痰等法配合。

（3）外风与内风之间可相互影响，外风可以引动内风，而内风又可兼夹外风。若内、外风相兼为患，则立法用方时，应分清主次，全面照顾。

第一节　疏散外风

川芎茶调散
《太平惠民和剂局方》

【组成】川芎　荆芥去梗，各四两　白芷　羌活　甘草炙，各二两　细辛去芦，一两　防风去芦，一两半　薄荷不见火，八两　清茶调服

【功用】疏风止痛。

【主治】外感风邪头痛。偏正头痛或颠顶作痛，恶寒发热，目眩鼻塞，舌苔薄白，脉浮。

【证候识别】偏正头痛＋表证。

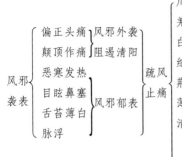

【配伍特点】集众多风药于一方，升散中寓有清降，疏风而不温燥。

$$
分经论治
\begin{cases}
羌活、防风（太阳）\\
细辛（少阴）\\
白芷（阳明）\\
川芎（少阳、厥阴）
\end{cases}
\Bigg\} 强劲的疏风止痛组合
$$

【考点重点点拨】病证要点：风邪侵袭；配伍重点是分经论治，薄荷、清茶的作用；注意薄荷的用量。

大秦艽汤

《素问病机气宜保命集》

【组成】秦艽三两　甘草二两　川芎二两　当归二两　白芍二两　细辛半两　羌活　防风　黄芩各一两　石膏二两　白芷一两　白术一两　生地一两　熟地一两　白茯苓一两　独活二两

【功用】祛风清热，养血活血。

【主治】风邪初中经络证。口眼㖞斜，舌强不能言语，手足不能运动，微恶风发热，苔薄微黄，脉浮数。

【证候识别】口眼㖞斜 + 舌强不能言语，手足不能运动 + 微恶风发热。

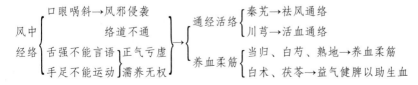

风邪
外束 {
　恶风发热→风邪袭表→祛风散邪→羌活、独活、防风、白芷、细辛→祛风散邪
　苔薄微黄 } 风邪侵袭 } 清热泻火→石膏、黄芩、生地→清热
　脉浮数 } 郁而化热
　甘草→调和诸药

【配伍特点】

秦艽、羌活、独活、防风、
　白芷、细辛→祛风通络
当归、白芍、熟地→补血
白术、茯苓、甘草→益气
石膏、黄芩、生地→清热
} 祛风通络为主，配伍补血、益气、
清热之品，疏养结合，邪正兼顾

【考点重点点拨】病证特点有二：一是气血不足，二是风中经络；多个祛风药的配伍，石膏、黄芩、生地的意义。

小活络丹

《太平惠民和剂局方》

【组成】川乌炮,去皮脐　草乌炮,去皮脐　地龙去土　天南星炮,各六两　乳香研　没药研,各二两二钱　酒吞服

【功用】祛风除湿，化痰通络，活血止痛。

【主治】风寒湿痹。肢体筋脉疼痛，麻木拘挛，关节屈伸不利，疼痛游走不定，舌淡紫，苔白，脉沉弦或涩；亦治中风手足不仁，日久不愈，经络中有湿痰瘀血，而见腰腿沉重，或腿臂间作痛。

【证候识别】肢体筋脉挛痛，关节屈伸不利 + 舌淡紫苔白。

痹证 {
　肢体疼痛麻木
　筋脉拘挛
　疼痛浮走不定
} 风寒温邪
痹阻经脉
血凝瘀聚
不通则痛
} 祛风除湿
化痰通络
活血止痛
{
　川乌、草乌→大辛大热，祛风散寒除湿，
　　　　　温通经络止痛
　天南星→辛温燥烈，祛风燥湿化痰
　地龙→性善走窜，通经活络
　乳香、没药→行气活血，化瘀通络而止痛
　酒→辛散温通，以助药势，引诸药直达病所

【配伍特点】

川乌
草乌 } 大辛大热，药效峻猛；然又用以丸剂，为峻药缓投
天南星

【考点重点点拨】病证特点：风、寒、痰、湿、瘀血互结，痹阻经络；注意川乌、草乌并用，用丸剂为峻药缓用。

牵 正 散
《杨氏家藏方》

【组成】白附子　僵蚕　全蝎去毒，各等份，并生用　酒调服
【功用】祛风化痰止痉。
【主治】风中头面经络。口眼㖞斜，或面肌抽动，舌淡苔白。
【证候识别】口眼㖞斜。

面瘫 { 口眼㖞邪
面肌抽动 } 风痰上犯头面
阻于经络
筋肉失养 祛风
→化痰
通络 { 白附子→祛风化痰，擅治头面之风
僵蚕→祛风止痉化痰
全蝎→祛风止痉通络
热酒→宣通血脉，引药入络

【配伍特点】祛风止痉与化痰同用。
【考点重点点拨】病证特点：风邪引动内蓄之痰浊阻滞头面经络；配伍重点是虫类药的使用。

玉 真 散
《外科正宗》

【组成】南星　防风　白芷　天麻　羌活　白附子各等份
【功用】祛风化痰，解痉止痛。
【主治】破伤风。牙关紧急，口撮唇紧，身体强直，角弓反张，脉弦紧。
【证候识别】牙关紧急＋角弓反张＋脉弦紧。

牙关紧急 皮肉受损
口撮唇紧 风邪入侵
身体强直 经脉拘急
角弓反张 风胜而动
脉弦紧→风动之象

祛风止痉：
白附子、南星→祛风止痉，化痰
羌活、防风、白芷→疏散风邪
天麻→息风止痉

【配伍特点】

白附子、南星、羌活、防风、白芷 祛风止痉与息风止痉并用，
天麻 以疏散外风为主

【考点重点点拨】病证特点：皮肉损破，风毒之邪内侵引动内风；配伍重点是天麻的作用。

消 风 散

《外科正宗》

【组成】当归 生地 防风 蝉蜕 苦参 胡麻 荆芥 知母 苍术 牛蒡子 石膏各一钱 甘草 木通各五分

【功用】疏风养血，清热除湿。

【主治】风疹、湿疹。皮肤疹出色红，或遍身云片斑点，瘙痒，抓破后渗出津水，苔白或黄，脉浮数有力。

【证候识别】皮肤瘙痒＋疹出色红＋脉浮。

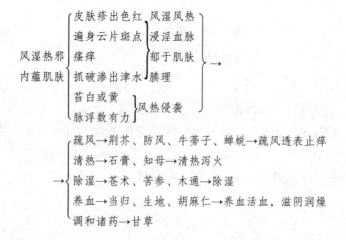

风湿热邪
内蕴肌肤

皮肤疹出色红 风湿风热
遍身云片斑点 浸淫血脉
瘙痒 郁于肌肤
抓破渗出津水 腠理
苔白或黄
脉浮数有力 风热侵袭
→

疏风→荆芥、防风、牛蒡子、蝉蜕→疏风透表止痒
清热→石膏、知母→清热泻火
→ 除湿→苍术、苦参、木通→除湿
养血→当归、生地、胡麻仁→养血活血，滋阴润燥
调和诸药→甘草

【配伍特点】

$$邪正兼顾\begin{cases}荆芥、防风、牛蒡子、蝉蜕\rightarrow辛散祛风为主\\石膏、知母\rightarrow清热\\当归、生地、胡麻仁\rightarrow养血\\苍术、苦参、木通\rightarrow祛湿\end{cases}$$

【考点重点点拨】病证特点：风湿热邪侵袭肌表；配伍重点是当归、生地、胡麻仁的作用。

第二节　平息内风

羚角钩藤汤

《通俗伤寒论》

【组成】羚羊角一钱半，先煎　双钩藤三钱，后入　霜桑叶二钱　滁菊花三钱　鲜生地五钱　生白芍三钱　川贝母四钱，去心　淡竹茹鲜刮，与羚羊角先煎代水，五钱　茯神木三钱　生甘草八分

【功用】凉肝息风，增液舒筋。

【主治】肝热生风证。高热不退，烦闷躁扰，手足抽搐，发为痉厥，甚则神昏，舌绛而干，或舌焦起刺，脉弦而数。

【证候识别】高热不退＋手足抽搐。

$$肝热生风\begin{cases}高热不退\\手足抽搐\\发为痉厥\\舌绛焦刺\\脉弦数\end{cases}\begin{matrix}邪热内盛\\热盛动风\\主热\end{matrix}\begin{matrix}凉肝息风\\增液舒筋\end{matrix}\begin{cases}羚羊角、钩藤、桑叶、菊花\rightarrow凉肝息风，清热解痉\\白芍、生地\rightarrow养阴增液，柔肝舒筋\end{cases}$$

$$热扰心神\begin{cases}烦闷躁扰\\甚则神昏\end{cases}\begin{matrix}热扰心神\\痰蒙心窍\end{matrix}\begin{cases}宁心安神\rightarrow茯神\rightarrow平肝宁心安神\\清热化痰\rightarrow贝母、竹茹\rightarrow清热化痰\\生甘草\rightarrow清热解毒，调和诸药\end{cases}$$

【配伍特点】

$$标本\\兼治\begin{cases}羚羊角、钩藤、桑叶、菊花\to凉肝息风为主\\白芍、生地\to滋阴\\贝母、竹茹\to化痰\\茯神\to安神\end{cases}$$

【考点重点点拨】病证特点：肝经热盛动风；配伍重点是羚羊角和钩藤的配伍意义，贝母、竹茹的作用。

镇肝息风汤

《医学衷中参西录》

【组成】怀牛膝一两　生赭石轧细，一两　生龙骨捣碎，五钱　生牡蛎捣碎，五钱　生龟甲捣碎，五钱　生杭芍五钱　玄参五钱　天冬五钱　川楝子捣碎，二钱　生麦芽二钱　茵陈二钱　甘草一钱半

【功用】镇肝息风，滋阴潜阳。

【主治】类中风。头目眩晕，目胀耳鸣，脑部热痛，面色如醉，心中烦热；或肢体渐觉不利，口眼渐形㖞斜；甚或眩晕颠仆，昏不知人，移时始醒；或醒后不能复原，脉弦长有力。

【证候识别】头目眩晕等肝阳上扰证＋中风证＋脉弦长有力。

$$阴虚阳亢\begin{cases}头晕目眩\\目胀耳鸣\\眩晕颠仆\end{cases}\begin{matrix}肝肾阴虚\\阳亢化风\\上扰清窍\end{matrix}\\\begin{cases}脑中热痛\\面色如醉\\心中烦热\end{cases}\begin{matrix}肝阳上亢\\血随气逆\\并走于上\end{matrix}\\\begin{cases}肢体不利\\半身不遂\end{cases}\begin{matrix}肝肾阴虚\\气血阻滞\end{matrix}\\脉弦长有力\to肝阳亢盛\end{matrix}\to滋阴潜阳重证降逆\begin{cases}牛膝\to补益肝肾，引血下行\\龟甲、玄参、天冬、白芍\to滋阴养液，以制阳亢\\赭石、龙骨、牡蛎\to降逆潜阳，镇肝息风\\茵陈、川楝子、生麦芽\to清泄肝热，疏肝\\甘草\to调和诸药\end{cases}$$

【配伍特点】

$$标本兼治\begin{cases}牛膝\to引血下行，直折亢阳\\代赭石、生龙骨、生牡蛎\to镇潜\end{cases}$$

茵陈、川楝子、生麦芽→疏肝以顺其性

【考点重点点拨】病证特点有二：一是肝肾阴虚，二是阳亢化风；配伍重点是茵陈、川楝子、生麦芽的作用。

天麻钩藤饮
《杂病证治新义》

【组成】天麻三钱　钩藤五钱，后下　石决明先煎，八钱　山栀　黄芩杜仲各三钱　川牛膝四钱　益母草四钱　桑寄生八钱　夜交藤五钱　朱茯神五钱

【功用】平肝息风，清热活血。

【主治】肝阳偏亢，肝风上扰。症见头痛、眩晕、失眠，舌红苔黄，脉弦。

【证候识别】头痛＋眩晕＋失眠。

$$
肝阳偏亢\begin{cases}头痛，眩晕→阴虚阳亢，风阳上扰\\脉弦→主肝\end{cases}\begin{cases}平肝息风\\滋补肝肾\end{cases}\begin{cases}天麻、钩藤、石决明→平肝息风\\杜仲、寄生→补益肝肾\end{cases}
$$

$$
内热\begin{cases}失眠多梦→热扰心神\\舌红苔黄→风郁化热\end{cases}\begin{cases}安神定志\\清热泻火\end{cases}\begin{cases}夜交藤、朱茯神→安神定志\\山栀、黄芩→清热泻火\\益母草、牛膝→活血利水，引血下行\end{cases}
$$

【配伍特点】

$$
\begin{matrix}标本兼治\\治标为主\end{matrix}\begin{cases}天麻、钩藤、石决明→重在平肝息风\\杜仲、寄生→补益肝肾\\山栀、黄芩→清热\\夜交藤、朱茯神→安神\\益母草、牛膝→活血\end{cases}
$$

【考点重点点拨】病证特点：肝阳偏亢，生风化热；配伍重点是天麻配钩藤以及益母草、牛膝的作用。

大定风珠
《温病条辨》

【组成】生白芍六钱　阿胶三钱　生龟甲四钱　干地黄六钱　麻仁二钱

五味子二钱　生牡蛎四钱　麦冬连心，六钱　炙甘草四钱　鸡子黄生，二枚　鳖甲生，四钱

【功用】滋阴息风。

【主治】阴虚风动证。手足瘛疭，形消神倦，舌绛苔少，脉气虚弱，时时欲脱。

【证候识别】手足瘛疭＋舌绛苔少、脉虚弱。

$$
内风\begin{cases}手足瘛疭 \\ 时时欲脱\end{cases}虚风内动息风\begin{cases}鸡子黄、阿胶→血肉有情之品，滋阴养液以息风 \\ 龟甲、鳖甲、牡蛎→滋阴潜阳息风\end{cases}
$$

$$
阴虚\begin{cases}形消神倦 \\ 舌绛少苔 \\ 脉虚弱\end{cases}真阴大亏滋阴\begin{cases}地黄、麦冬、白芍→滋阴柔肝 \\ 麻仁→养阴润燥 \\ 五味子→收敛真阴，伍甘草酸甘化阴\end{cases}
$$

【配伍特点】

$$
\begin{cases}鸡子黄、阿胶、地黄、麦冬、白芍、麻仁→滋阴养液药为主 \\ 龟甲、鳖甲、牡蛎→介类潜阳为辅\end{cases}寓息风于滋养之中，使真阴得复，浮阳得潜，则虚风自息
$$

【考点重点点拨】病证特点：真阴大亏，虚风内动；配伍重点是用血肉有情、味厚滋腻之品以养真阴。

阿胶鸡子黄汤

《通俗伤寒论》

【组成】陈阿胶二钱，烊冲　生白芍三钱　石决明五钱，杵　双钩藤二钱　大生地四钱　炙甘草六分　生牡蛎四钱，杵　络石藤三钱　茯神木四钱　鸡子黄二枚

【功用】滋阴养血，柔肝息风。

【主治】邪热久羁，阴血不足，虚风内动证。筋脉拘急，手足瘛疭，心烦不寐，或头目眩晕，舌绛少苔，脉细数。

【证候识别】手足瘛疭＋舌绛少苔、脉细数。

血虚 $\begin{cases} 头目眩晕→清空失养 \\ 舌绛少苔 \\ 脉细数 \end{cases}\begin{cases} \\ 阴虚内热 \end{cases}$滋阴养血→ 阿胶、鸡子黄、白芍、生地黄→滋阴养血，柔肝舒筋

内风 $\begin{cases} 筋脉拘急 \\ 手足瘈疭 \end{cases}\begin{cases} 阴虚血少 \\ 筋脉失养 \end{cases}\begin{cases} 息风平肝 \\ 舒筋活络 \end{cases}\begin{cases} 钩藤→平肝息风 \\ 石决明、生牡蛎→平肝潜阳 \\ 络石藤→舒筋活络 \end{cases}$

心失所养→心烦不寐→血不养心→安神定志→茯神木→宁心安神

清甘草→调和药性

【配伍特点】

标本兼顾
重在治本 $\begin{cases} 阿胶、鸡子黄、生地黄 \\ 络石藤、白芍、生甘草 \\ 石决明、生牡蛎、钩藤 \end{cases}$以滋阴养血药为主，平肝潜阳、舒筋息风为辅

【考点重点点拨】病证特点：热伤阴血，虚风内动；石决明、生牡蛎的配伍意义，络石藤的作用。

巩固与练习

1. 试述川芎茶调散中的药物配伍意义。

2. 大秦艽汤中为何配养血活血、益气、清热之药？

3. 消风散中为何配伍养血、清热、祛湿之药？

4. 试述镇肝息风汤中药物的配伍意义。

5. 天麻钩藤饮中天麻配伍钩藤的作用特点是什么？

第二十章 治燥剂

1. 概念 凡以轻宣辛散或甘凉滋润的药物为主组成，有轻宣外燥或滋阴润燥等作用，以治疗燥证的方剂。

2. 适用范围 燥证。有外燥和内燥之分，外燥是外感秋令燥邪所引起的病证，其病始于肺卫。秋季之时，燥气当令，由于夏季暑热之气渐去，冬季寒凉之气渐近，秋令气候温凉差异较大，故外感秋燥亦有温燥、凉燥之分。温燥是燥邪与夏季之余热互结，多在初秋时节；凉燥是燥邪与近冬之寒气相合，以深秋为多。

3. 立法依据 "燥者濡之"。

4. 分类 轻宣外燥，滋润内燥。

5. 注意事项

（1）辨外燥和内燥。外燥要分清温燥和凉燥；内燥要辨明燥之部位和伤及的脏腑。但燥证每多内外相兼，上下互见，脏腑相连，表里相关，常相互影响而表现复杂。当随证而施，灵活配伍。

（2）燥邪易化热而伤津耗气，故治疗燥证，须酌情配伍清热泻火或益气生津之品。

（3）治燥剂多为滋腻濡润之品，每易助湿生痰，阻遏气机，故脾虚便溏、痰湿内盛、气机郁滞者当慎用。

第一节 轻宣润燥

杏 苏 散

《温病条辨》

【组成】苏叶 半夏 茯苓 前胡 苦桔梗 枳壳 甘草 生姜 大枣（去核） 橘皮 杏仁（原著无剂量）

【功效】轻宣凉燥，化痰止咳。

【主治】外感凉燥，头微痛，恶寒无汗，咳嗽痰稀，鼻塞咽干，苔白脉弦。

【证候识别】表证 + 咳嗽痰稀，鼻塞咽干。

外感 { 头微痛 / 恶寒无汗 / 鼻塞咳嗽 } 凉燥外袭 / 肺失宣降 } 轻宣凉燥 化痰止咳 { 苏叶、前胡 → 辛温不燥，解肌发表，开宣肺气，使凉燥从表而解

燥 → 痰稀咽干 〈 肺气不宣 / 不能布津 } 杏仁、桔梗、枳壳、二陈汤 → 温燥，理气宽胸，化痰止咳

【配伍特点】1. 配入二陈汤（夏、橘、苓、草）行气化痰。

2. 表里同治。本方基本结构为解表药配伍宣降肺气、化痰止咳药。

【考点重点点拨】病证特点有二：一是凉燥外束，二是津液失布；配伍重点是以辛香温燥药物清宣达邪，燥湿化痰。

桑 杏 汤
《温病条辨》

【组成】桑叶一钱　杏仁一钱五分　沙参二钱　象贝一钱　香豉一钱　栀皮一钱　梨皮一钱

【功效】清宣温燥，凉润止咳。

【主治】外感温燥轻证。头痛，身热不甚，口渴咽干鼻燥，干咳无痰，或痰少而黏，舌红，苔薄白而燥，脉浮数而右脉大者。

【证候识别】表证 + 咳嗽痰少或无痰，咽干口渴。

外感温燥 { 头痛，身热不甚 → 燥伤肺卫 / 脉浮数而右脉大 → 温燥蕴肺，肺热 } 清宣温燥 { 桑叶、杏仁 → 轻宣燥热，透邪外出 / 栀子皮、豆豉 → 辛开苦降，助桑叶宣散燥热

燥伤津液 { 口渴咽干鼻燥 → 燥性干涩，易伤津液 / 干咳无痰，或痰少而黏 → 温燥炼液成痰 } 凉润止咳 → 沙参、梨皮、贝母 → 清热化痰，养阴润肺，生津止咳

【配伍特点】清宣凉散与生津养液并用，透凉温燥而不伤津，凉润

肺金而不滋腻。

【考点重点点拨】病证特点有二：一是温燥袭肺，二是津液损伤；配伍重点是桑叶和杏仁配伍的意义；全方各药用量均少。

清燥救肺汤
《医门法律》

【组成】桑叶三钱　石膏煅，二钱五分　甘草一钱　人参七分　胡麻仁（炒，研）一钱　真阿胶八分　麦门冬一钱二分　杏仁泡去皮尖，炒黄，七分　枇杷叶一片，刷去毛，蜜涂炙黄

【功效】清燥润肺。

【主治】燥热伤肺重证。头痛身热，干咳无痰，气逆而喘，咽喉干燥，口渴鼻燥，胸膈满闷，舌干少苔，脉虚大而数。

【证候识别】头痛身热＋干咳无痰，气急或喘＋阴虚证。

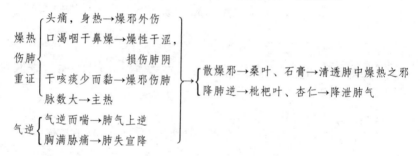

【配伍特点】1. 全方宣、清、润、降四法并用，气阴双补，宣散不耗气，清热不伤中，滋润不腻膈。

2. 解表药配伍宣降肺气、清肺补肺药。

【考点重点点拨】病证特点有二：一是燥热伤肺重证，二是气阴两伤；配伍重点是桑叶和石膏的配伍意义，重用桑叶；注意石膏煅用；石膏、桑叶的用量。

第二节　滋阴润燥

麦门冬汤

《金匮要略》

【组成】麦门冬七升　半夏一升　人参三两　甘草二两　粳米三合　大枣十二枚

【功用】滋养肺胃，降逆和中。

【主治】1. 肺胃阴伤气逆之肺痿。症见咳逆上气，咯痰不爽或咳吐涎沫，口干咽燥，手足心热，舌红少苔，脉虚数。

2. 胃阴不足。症见气逆呕吐，口渴咽干，舌红少苔，脉虚数。

【证候识别】咳吐涎沫，或呕吐＋阴虚证。

肺胃阴伤　　　　咽喉干燥→肺胃阴津不足
虚火上炎　　　　咳唾涎沫→虚火炼液成痰
　　　　　　　　手足心热　　　　　　　　滋养肺胃之阴
　　　　　　　　舌红少苔　阴伤　　　　　滋养肺胃之气
　　　　　　　　脉虚数

麦冬→甘寒清虚火，滋养肺胃之阴
人参、粳米、大枣、甘草→补益脾胃，培土生金

肺胃气逆　　　　呕吐→胃虚火上逆
气机上逆　　　　短气喘促→肺气虚，肺气上逆

降逆和中→半夏→降逆化痰，使麦冬滋而不腻

【配伍特点】1. 麦门冬重用以滋养肺胃之阴，半夏得麦冬则温而不燥。半夏少用以降逆和胃，麦冬得半夏则滋而不腻。

2. 人参、粳米、大枣、甘草→益气补脾，培土生金。

【考点重点点拨】病证特点是肺胃阴伤气逆；配伍重点是麦冬：半夏的用量比为 7：1，麦冬与半夏的配伍意义；培土生金的配伍思想；本方与炙甘草汤均治疗肺痿，宜区别。

增　液　汤

《温病条辨》

【组成】玄参一两　麦冬连心，八钱　细生地八钱

【功用】滋阴清热，润燥通便。

【主治】阳明温病，津液不足。症见大便秘结，或下后二三日，下证复现，脉沉无力者。

【证候识别】大便秘结＋津液不足。

$$
\text{热邪伤津}\rightarrow\text{大便秘结}
\begin{cases}
\text{阳明温病}\\
\text{热盛津伤}\\
\text{无水舟停}
\end{cases}
\begin{cases}
\text{滋阴清热}\\
\text{增水行舟}
\end{cases}
\begin{cases}
\text{玄参}\rightarrow\text{咸寒润下，润燥软坚而通便}\\
\text{麦冬}\rightarrow\text{甘寒滋润，生津濡肠以润燥}\\
\text{生地}\rightarrow\text{滋阴壮水，清热润燥}
\end{cases}
$$

【配伍特点】生津润肠与滋养肺肾并用，养液润燥通便之力强，三药用量俱重，药专力宏。

【考点重点点拨】病证特点：大便秘结；配伍重点是三药用量俱重，增水行舟的治疗方法。

益 胃 汤

《温病条辨》

【组成】沙参三钱　麦冬五钱　冰糖一钱　细生地五钱　玉竹（炒香）一钱五分

【功用】养阴益胃。

【主治】胃阴损伤证。胃脘灼热隐痛，饥不欲食，口干咽燥，大便干结，或干呕、呃逆，舌红少津，脉细数。

【证候识别】饥不欲食，阴虚证。

$$
\text{胃阴损伤}
\begin{cases}
\text{干呕、呃逆}\rightarrow\text{胃失和降}\\
\text{胃脘灼热隐痛}\rightarrow\text{阴虚络脉失养}\\
\text{口干咽燥，大便干结}\rightarrow\text{阴虚内热}\\
\text{饥不欲食}\rightarrow\text{胃阴亏虚，受纳失司}\\
\text{舌红少津}\\
\text{脉细数}
\end{cases}\text{阴虚内热}
\begin{cases}
\text{养阴生津}\\
\text{养阴清热}
\end{cases}
\begin{cases}
\text{沙参、玉竹、冰糖}\rightarrow\text{甘凉，}\\
\quad\text{滋养胃阴，生津和胃}\\
\text{生地黄、麦冬}\rightarrow\text{甘寒，养阴}\\
\quad\text{清热，生津润燥}
\end{cases}
$$

【配伍特点】甘凉清润，清而不寒，润而不腻。

【考点重点点拨】病证特点：胃阴损伤；配伍重点是生地的作用。

玉　液　汤

《医学衷中参西录》

【组成】生山药一两　生黄芪五钱　知母六钱　生鸡内金二钱, 捣细
葛根钱半　五味子三钱　天花粉三钱

【功用】益气生津, 润燥止渴。

【主治】消渴。口常干渴, 饮水不解, 小便数多浑浊, 困倦气短,
脉虚细无力。

【证候识别】口渴多尿 + 脾虚津伤证。

胃燥脾虚
气不布津
$\left\{\begin{array}{l}\text{困倦气短→脾胃气虚}\\\text{口渴引饮→胃燥热伤津}\\\text{小便浑浊→脾不升清}\end{array}\right\}→$

$→\left\{\begin{array}{l}\text{健脾益气升清阳}\\\text{滋阴生津润燥}\end{array}\right.$ $\left\{\begin{array}{l}\text{黄芪、生山药、葛根→补脾固肾, 润肺生津, 升阳益气}\\\text{知母、天花粉→滋阴润燥而止渴}\end{array}\right.$

肾虚失固 $\left\{\begin{array}{l}\text{小便频数量多→脾肾不固, 水津下流}\\\text{脉虚细无力→主虚}\end{array}\right\}→$

　　　　→收敛固肾, 摄纳精气→鸡内金、五味子→敛阴生津, 固肾涩精

【配伍特点】

补气升阳
生津润燥 $\left.\right\}$ 相伍, 使气旺津生, 肾固液充
酸敛固涩

【考点重点点拨】病证特点有二: 一是气阴两虚, 二是胃中燥热;
配伍重点是山药和鸡内金、五味子的配伍意义（敛肺脾肾精）, 葛根的
作用。

养阴清肺汤

《重楼玉钥》

【组成】大生地二钱　麦冬一钱二分　生甘草五分　玄参一钱半　贝母
八分, 去心　丹皮八分　薄荷五分　炒白芍八分

【功用】养阴清肺，解毒利咽。

【主治】白喉。症见喉间起白如腐，不易拨去，咽喉肿痛，初起发热，或不发热，鼻干唇燥，或咳或不咳，呼吸有声，似喘非喘。

【证候识别】白喉＋疫毒伤肺证。

【配伍特点】

【考点重点点拨】病证特点有二：一是肺肾阴虚，二是感受疫毒；配伍重点是重用生地、薄荷的作用。

百合固金汤

《医方集解》引赵蕺庵方

【组成】生地黄二钱　熟地黄三钱　麦冬钱半　百合　白芍炒　当归　贝母　生甘草各一钱　玄参　桔梗各八分

【功用】滋养肺肾，化痰止咳。

【主治】肺肾阴虚，虚火上炎之咳血证。症见咳嗽带血，咽喉燥痛，手足心热，骨蒸盗汗，舌红少苔，脉细数。

【证候识别】肺肾阴虚证＋咳嗽带血。

$$
阴虚\\咳血
\begin{cases}
咳嗽带血→肺络受损 \\
咽喉燥痛→津不上承 \\
手足心热→阴虚内热 \\
骨蒸盗汗→肾阴亏虚 \\
舌红少苔 \\
脉细数
\end{cases}
\begin{cases}
肺阴不足 \\
燥伤血络 \\
金不生水 \\
阴虚火旺
\end{cases}
\begin{cases}
养肺生津 \\
润肺止咳 \\
滋肾保肺
\end{cases}
\begin{cases}
百合、麦冬、玄参→养阴润\\肺生津 \\
百合、母贝、桔梗、生甘草\\→清肺化痰止咳 \\
熟地、玄参→滋肾保肺 \\
生地、当归、白芍→凉血止\\血和血
\end{cases}
$$

阴虚有热

【配伍特点】滋肾保肺，金水并调，滋养之中兼以凉血止血、清肺化痰。

【考点重点点拨】病证特点有二：一是肺肾阴虚，二是虚火炽盛；配伍重点是生地黄、熟地黄同用的意义，金水相生的配伍思想。

补肺阿胶汤
《小儿药证直诀》

【组成】阿胶麸炒，一两五钱　鼠粘子（牛蒡子）炒香，二钱五分　甘草炙，二钱五分　马兜铃焙，五钱　杏仁去皮尖，七个　糯米炒，一两

【功用】养阴补肺，清热止血。

【主治】阴虚肺热证。咳嗽气喘，咽喉干燥，咯痰不多，或痰中带血，舌红少苔，脉细数。

【证候识别】

$$
肺阴\\不足
\begin{cases}
咯痰不多→肺阴不足 \\
咳嗽气喘→气逆不降 \\
舌红少苔→肺阴不足
\end{cases}
养阴补肺止血
\begin{cases}
阿胶→重用以滋阴补肺，养血止血 \\
糯米→补脾益肺，培土生金
\end{cases}
$$

$$
火热\\内扰
\begin{cases}
脉细数，痰中带血→阴虚有热，\\肺络受损 \\
咽喉干燥→阴虚有热，津液被灼
\end{cases}
清热化痰
\begin{cases}
马兜铃→清热化痰 \\
牛蒡子→清肺利咽 \\
杏仁→止咳 \\
炙甘草→化痰、调和药性
\end{cases}
$$

【配伍特点】虚实并治，补泻兼施，以补为主，重在补肺阴，兼补肺气。诸药平和，炒后入药无苦寒伤中之弊。

【考点重点点拨】病证特点：阴虚肺热；配伍重点是阿胶重用，培

土生金的配伍思想。

巩固与练习

1. 麦门冬汤中麦冬配伍半夏的配伍意义。方中如何体现"培土生金"法的?

2. 百合固金汤中如何体现"金水相生"理论的?

3. 何为"增水行舟"法? 试举例说明。

第二十一章 祛湿剂

1. 概念 凡以祛湿药物为主组成，具有化湿行水、通淋泄浊作用，用于治疗水湿病的一类方剂，称祛湿剂。

2. 适用范围 湿病。湿病有外湿、内湿之分。外湿者，多因居处卑湿，阴雨湿蒸，冒雾涉水，汗出沾衣，人久处之，则邪从外侵，常伤及肌表、经络，其发病则见恶寒发热，头胀身重，肢节酸痛，或面目浮肿等。内湿者，多因恣啖生冷，过饮酒酪、肥甘，则湿从内生，多伤及脏腑，其发病则见脘腹胀满、呕恶泄利、水肿淋浊、黄疸、痿痹等。

3. 分类 化湿和胃，清热祛湿，利水渗湿，温化寒湿，祛风胜湿。

4. 注意事项

（1）水湿为病，与肺脾肾三脏密切相关，所以在治疗上须结合脏腑辨证施治。

（2）湿为阴邪，其性重浊黏腻，最易阻碍气机，而气机阻滞，又使湿邪不得运化，故祛湿剂中常常配伍理气之品，以求气化则湿化。

（3）祛湿剂多由芳香温燥或甘淡渗利之药组成，易于耗伤阴津，故素体阴虚津亏，病后体弱以及孕妇，均应慎用。

第一节 燥湿和胃

平 胃 散
《太平惠民和剂局方》

【组成】苍术_{去粗皮，米泔浸二日}，五斤 厚朴_{去粗皮，姜汁制，炒香} 陈皮_{去白，各三斤二两} 甘草_{剉，炒，三十两} 生姜_{二片} 干枣_{二枚}

【功用】燥湿运脾，行气和胃。

【主治】湿滞脾胃。症见脘腹胀满，不思饮食，口淡无味，呕吐恶心，嗳气吞酸，肢体沉重，怠惰嗜卧，常多自利，舌苔白腻而厚，脉缓。

【证候识别】湿阻中焦＋脘腹胀满，食少体倦，苔白腻。

湿邪困脾
- 肢体沉重 ⟩ 脾为湿困
- 怠惰嗜卧 ⟩ 清阳不升
- 自利→湿浊下注
- 不思饮食→胃气不舒
- 口淡无味→水湿上泛
- 苔白腻而厚→水湿不化
- 脉缓→主湿

→燥湿运脾→苍术、厚朴→辛苦温燥，芳香化湿

气滞气逆
- 呕吐恶心→胃失和降
- 嗳气吞酸→胃失和降
- 脘腹胀满→湿阻气机

行气和胃
- 陈皮→苦温芳香，行气除满，燥湿和胃散满
- 生姜、大枣→补脾益胃，温胃止呕
- 甘草→甘缓和中，调和诸药

【配伍特点】

苦辛芳香温燥
- 苍术→辛苦温燥湿
- 厚朴→苦温芳香燥湿
- 陈皮→芳香化浊

辛开苦降消除胀满，芳香化浊醒脾和胃，温中燥湿健脾助运；合"脾宜升则健，胃宜降则和"之说

【考点重点点拨】病证特点：湿滞脾胃；配伍重点是苍术和厚朴配伍的意义。

藿香正气散

《太平惠民和剂局方》

【组成】大腹皮　白芷　紫苏　茯苓去皮，各一两　半夏曲　白术　陈皮去白　厚朴去粗皮，姜汁炙　苦桔梗各二两　藿香去土，三两　甘草炙，二两半　姜三片　枣一枚

【功用】解表化湿，理气和中。

【主治】外感风寒，内伤湿滞。症见发热恶寒，头痛，胸膈满闷，脘腹疼痛，霍乱吐泻，舌苔白腻，以及山岚瘴气等。

【证候识别】风寒表证＋湿滞中焦。

风寒表证 $\begin{cases} 发热恶寒→外感风寒 \\ 头痛→卫阳郁遏，经脉不畅 \end{cases}$ $\Big\}$ 散寒→藿香、苏叶、白芷→辛温芳香，发表散寒，兼化湿浊

湿滞中焦 $\begin{cases} \begin{cases} 肠鸣泄泻→水湿下注 \\ 舌苔白腻→主湿 \end{cases} 化湿和中→茯苓、白术，半夏、厚朴→芳香化湿和中，苦温理气健脾燥湿 \\ \\ \begin{cases} 恶心呕吐→胃失和降 \\ 胸膈满闷→气滞 \\ 脘腹疼痛→气机不利 \end{cases} 理气 \begin{cases} 桔梗→宣利肺气 \\ 陈皮→理气和中 \\ 大腹皮→行气除满 \\ 生姜、大枣、甘草→调和脾胃，止呕 \end{cases} \end{cases}$

【配伍特点】

解表 $\begin{cases} 藿香 \\ 苏叶、白芷 \end{cases}$ + 化湿 $\begin{cases} 茯苓、白术 \\ 厚朴、半夏 \end{cases}$ + 行气 $\begin{cases} 桔梗 \\ 陈皮 \\ 大腹皮 \end{cases}$ 燥湿健脾，理气和胃功著，兼可解表散寒

【考点重点点拨】病证特点有二：一是外感风寒，二是湿滞中焦；配伍重点是藿香的作用，桔梗的作用；注意无表证也可以使用，需与香薷散相区别。

【类方比较】藿香正气散、不换金正气散、六和汤比较见下表。

方名	组成	功用	主治病机	使用要点
藿香正气散	大腹皮、白芷、紫苏、茯苓、半夏、白术、陈皮、厚朴、桔梗、藿香、甘草、生姜、大枣	解表化湿理气和中	外感风寒，内伤湿滞证解表，祛湿和中力量较强	发热恶寒，头痛，胸闷脘痛、呕吐泄泻、舌苔白腻
不换金正气散	厚朴、藿香、甘草、半夏、苍术、陈皮	行气化湿和胃止呕	外感风寒，内伤湿滞的轻证。解表，祛湿和中力量较弱	瘴疫时气，霍乱吐泻，赤白下利
六和汤	砂仁、半夏、杏仁、人参、甘草、茯苓、藿香叶、白扁豆、木瓜、香薷、厚朴、生姜、大枣	祛暑化湿健脾和胃	湿伤脾胃，暑湿外袭，清浊不分证	霍乱吐泻，倦怠嗜卧，胸膈痞满，舌苔白腻

第二节　清热祛湿

茵陈蒿汤
《伤寒论》

【组成】茵陈六两　栀子十四枚　大黄二两

【功用】清热利湿退黄。

【主治】湿热黄疸。症见一身面目俱黄，鲜亮如橘子色，腹微满，口中渴，小便不利，舌苔黄腻，脉沉数者。

【证候识别】一身面目俱黄，鲜明如橘子色。

【配伍特点】

茵陈→清利兼清疏湿热
栀子→清利湿热　诸药配伍,清疏、清利与清泄三法合用,使湿热从二便分消
大黄→清泄湿热兼化瘀

【考点重点点拨】病证特点：湿热熏蒸，胆汁外溢；配伍重点是大黄的作用；茵陈的用量。

八　正　散
《太平惠民和剂局方》

【组成】车前子　瞿麦　萹蓄　滑石　山栀子仁　甘草炙　木通　大黄面裹煨，去面，切，焙，各一斤　灯心草同煎服

【功用】清热泻火，利水通淋。

【主治】湿热下注之血淋，石淋证。尿频尿急，溺时涩痛，淋沥不畅，尿色浑赤，或有砂石，甚则癃闭不通，小腹急满，口燥咽干，舌苔黄腻，脉滑数。

【证候识别】尿频涩痛，小便短黄，苔黄腻，脉滑数。

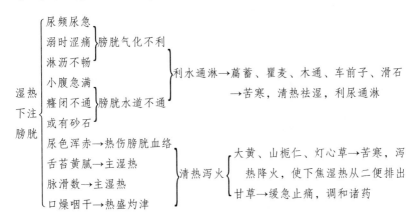

【配伍特点】

瞿麦、萹蓄、滑石→清利膀胱湿热
木通、灯心草→清心利小肠通淋　　　　　　　清利膀胱为中心，三焦同治；
车前子→清肺肃水道通淋　　　　　　　　　　组方用药侧重于苦寒通利
大黄、栀子→清热泻火，导热从二便下行

【考点重点点拨】病证特点：湿热下注膀胱；配伍重点是大黄、灯心草的作用。

<h1 style="text-align:center">三 仁 汤</h1>

《温病条辨》

【组成】杏仁五钱　飞滑石六钱　白通草二钱　白蔻仁二钱　竹叶二钱　厚朴二钱　生薏苡仁六钱　半夏五钱

【功用】宣畅气机，清利湿热。

【主治】湿温病。症见头痛恶寒，身重疼痛，面色淡黄，胸闷不饥，午后身热，舌白不渴，脉弦细而濡。

【证候识别】午后身热、身重疼痛＋面黄、胸闷不饥。

$$湿困肌表\begin{cases}头痛恶寒\to湿郁肺卫\\身重疼痛\to阳为湿遏\end{cases}$$

$$湿重于热\begin{cases}午后身热\to湿遏热伏\\胸闷不饥\to湿阻中焦\\面色淡黄\to脾失健运\\舌白不渴\\脉弦细濡\end{cases}主湿\bigg\}\to$$

$$\to\begin{cases}气机不畅\\\\湿热交阻\end{cases}\begin{cases}宣畅气机\begin{cases}杏仁\to宣利肺气\\白蔻仁\to化湿行气\\薏苡仁\to利水渗湿\end{cases}畅三焦气机，除三焦水湿\\祛湿清热\begin{cases}滑石、通草、竹叶\to清利湿热\\厚朴、半夏\to行气燥湿和胃\end{cases}\end{cases}$$

【配伍特点】

$$\begin{matrix}杏仁\to宣利肺气（宣上）\\白蔻仁\to化湿行气（畅中）\\薏苡仁\to利水渗湿（渗下）\end{matrix}\bigg\}畅通三焦气机，使湿热从三焦分消$$

【考点重点点拨】病证特点：湿温初起，湿重于热；配伍重点是杏仁、白蔻仁、薏苡仁的配伍意义。

藿朴夏苓汤

《感证辑要》

【组成】藿香二钱　川朴一钱　半夏钱半　赤苓三钱　杏仁三钱　生苡仁四钱　白蔻仁一钱　猪苓三钱　淡豆豉三钱　泽泻钱半　通草一钱

【功用】解表化湿。

【主治】湿温初起夹表证。身热恶寒，肢体倦怠，胸闷口腻，舌苔薄白，脉濡缓。

【证候识别】表证 + 肢倦胸闷，舌苔薄白，脉濡缓。

$$表证\begin{cases}身热\\恶寒\end{cases}卫阳郁遏\to解表\to淡豆豉、藿香\to解表化湿$$

$$湿重\begin{cases}胸闷口腻\\肢体困倦\\舌淡苔白\\脉濡缓\end{cases}湿困脾胃\begin{cases}湿困脾胃→芳香化湿\\阻滞气机→健脾和胃\end{cases}\begin{cases}杏仁→开宣肺气，提壶揭盖\\白蔻仁、厚朴、茯苓、半夏→芳香化湿、\\\qquad\qquad\qquad\qquad\qquad\qquad 健脾和胃\\苡仁、泽泻、猪苓→利水渗湿\end{cases}$$

【配伍特点】全方用药照顾到了上、中、下三焦，以解表化湿为主，开宣肺气、淡渗利湿为辅。

【考点重点点拨】病证特点：湿温初起夹表证；配伍重点是香豉、藿香在方中的作用。

甘露消毒丹

《医效秘传》

【组成】飞滑石十五两　绵茵陈十一两　淡黄芩十两　石菖蒲六两　川贝母　木通各五两　藿香　射干　连翘　薄荷　白豆蔻各四两

【功用】利湿化浊，清热解毒。

【主治】湿温时疫，邪在气分。症见发热困倦，胸闷腹胀，肢酸咽肿，身黄，颐肿口渴，小便短赤，吐泻，淋浊，舌苔淡白或厚腻或干黄者。

【证候识别】暑湿季节时疫＋气分证＋湿温证。

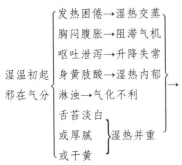

$$湿温初起\atop 邪在气分\begin{cases}发热困倦→湿热交蒸\\胸闷腹胀→阻滞气机\\呕吐泄泻→升降失常\\身黄肢酸→湿热内郁\\淋浊→气化不利\\舌苔淡白\\或厚腻\\或干黄\end{cases}\left.\begin{array}{}\\\\\\\\\湿热并重\end{array}\right\}→$$

$$→\begin{cases}清热祛湿\begin{cases}茵陈、滑石、木通→清热利水，引湿热从小便而出\\黄芩→清上焦热毒而燥湿\\菖蒲、藿香、白蔻仁→芳香化湿，醒脾和胃\end{cases}\\芳香化浊\end{cases}$$

热毒
内盛 { 咽肿颐肿→邪遏上焦
口渴→热盛伤津
小便短赤→流注下焦 } 解毒散
结利咽 { 薄荷、贝母、射干→解毒利咽,清除热壅之毒
连翘→散结消肿 }

【配伍特点】

清上→黄芩、连翘、薄荷、贝母、射干
悦中→白蔻仁 菖蒲 藿香
渗下→茵陈 滑石 木通 } 湿热并重,三焦并治

【考点重点点拨】病证特点有二:一是湿热充斥气分,湿热并重,二是湿热充斥三焦。

连 朴 饮

《霍乱论》

【组成】制厚朴二钱　黄连姜汁炒　石菖蒲　制半夏各一钱　香豉炒焦山栀各三钱　芦根二两

【功用】清热燥湿,理气化浊。

【主治】湿热霍乱证。症见霍乱呕吐,腹泻腹痛,胸脘痞闷,口渴心烦,小便短赤。舌苔黄腻,脉濡数。

【证候识别】霍乱吐泻 + 烦闷,小便短赤,舌苔黄腻,脉滑数。

脾胃
湿热 { 霍乱呕吐→湿浊中阻
口渴心烦→湿郁生热
小便短赤→气化不利 } 清热燥湿
除烦止渴 { 黄连→清热燥湿
栀子、豆豉→清热除烦
芦根→生津止渴 }
{ 舌苔黄腻
脉滑数 } 主湿热

升降
失常 { 腹泻腹痛→脾失升清
胸脘痞闷→胃失和降 } 理气化浊 { 厚朴、半夏→燥湿行气除满
菖蒲→芳香化浊 }

【配伍特点】

黄连→清热燥湿,厚肠止泻
厚朴→行气化湿,消痞除闷 } 苦降辛开,使气行湿化,湿去热清,升降复常

【考点重点点拨】病证特点：一是湿热中阻，二是气机升降失常；配伍重点是黄连、厚朴配伍辛开苦降，栀子和豆豉的配伍意义。

当归拈痛汤

《兰室秘藏》

【组成】白术一钱五分　人参去芦　苦参酒炒　升麻去芦　葛根　苍术各二钱　防风去芦　知母酒洗　泽泻　黄芩酒洗　猪苓、当归身各三钱　炙甘草　茵陈酒炒　羌活各五钱

【功用】利湿清热，疏风止痛。

【主治】风湿热痹。症见遍身肢节烦痛，或肩背沉重，或脚气肿痛，脚膝生疮，舌苔白腻微黄，脉弦数等。

【证候识别】痹证 + 舌苔白腻微黄等热证。

【配伍特点】利湿清热 + 疏风宣痹止痛 + 补益气血。

【考点重点点拨】病证特点：风湿热痹；注意扶正药的配伍。

二 妙 散

《丹溪心法》

【组成】黄柏炒　苍术米泔浸,炒

【功用】清热燥湿。

【主治】湿热下注。症见筋骨疼痛，下肢痿软无力，足膝红肿疼痛，或湿热带下或下部湿疮等，小便短赤，舌苔黄腻者。

【证候识别】痿、痹、带下、湿疮等伴小便黄赤，舌苔黄腻。

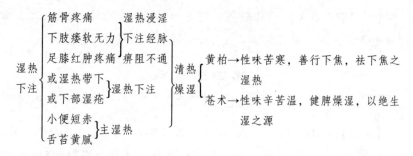

【配伍特点】清下与温中健脾并用。

【考点重点点拨】病证特点：湿热下注；配伍重点是寒温并用。

【类方比较】二妙散、三妙散、四妙散比较表如下。

方名	组成	功用	主治病机	使用要点
二妙散	黄柏、苍术	清热燥湿	湿热下注	痿、痹、带下、湿疮等伴小便黄赤，舌苔黄腻
三妙丸	黄柏、苍术、川牛膝	清热燥湿	湿热下注两足麻木	牛膝能补肝肾，祛风湿，引药下行，专治下焦湿热之两脚麻木，痿软无力
四妙丸	黄柏、苍术、牛膝、薏苡仁	清热利湿舒筋壮骨	湿热下注肝肾亏虚	苡仁能利湿舒筋，故主治湿热下注之痿证

第三节　利水渗湿

五苓散

《伤寒论》

【组成】猪苓十八铢，去皮　泽泻一两六铢　白术十八铢　茯苓十八铢　桂枝半两，去皮

【功用】利水渗湿，温阳化气。

【主治】1. 外有表证，内停水湿。症见头痛发热，烦渴欲饮，或水入即吐，小便不利，舌苔白，脉浮。

2. 水湿内停。症见水肿、泄泻、小便不利以及霍乱吐泻等证。

3. 痰饮。症见脐下动悸，吐涎沫而头眩，或短气而咳者。

【证候识别】水肿、泄泻、小便不利 + 脾失健运或心悸等。

表邪未解 {头痛发热　脉浮} 邪郁肌表→解表，助气化→桂枝→外解太阳之表，内助
　　　　　　　　　　　　　　　　茯苓化气利水，有温阳化气之效

气化不利 {小便不利→膀胱气化失司　烦渴欲饮→气不化津}

水饮内停 {水入即吐→水湿内停　水肿→外溢肌肤　霍乱吐泻→湿滞脾胃　脐下动悸→水停于下　短气而咳→水气上犯　吐涎沫而头眩→上阻清阳} 利水渗湿→泽泻、茯苓、猪苓、白术→淡渗水湿、利水渗湿、健脾化湿，共奏行水之效

【配伍特点】

泽泻、茯苓、猪苓→利水渗湿
白术→合茯苓健脾祛湿
桂枝→外解太阳之表，内助膀胱气化
} 以淡渗利水为主，佐以甘温辛通，为利水兼以温阳扶脾之法

【考点重点点拨】病证特点有二：一是水饮内停，一是表邪未解；配伍重点是桂枝的作用；本方后世除主治太阳膀胱蓄水证外，还治疗痰饮、水肿、泄泻等。

猪 苓 汤
《伤寒论》

【组成】猪苓去皮　茯苓　泽泻　阿胶碎　滑石碎，各一两
【功用】利水清热养阴。
【主治】水热互结。症见小便不利，发热，口渴欲饮，心烦不寐，或咳嗽，或呕恶、下利，舌红、苔白或微黄，脉细数。
【证候识别】小便不利＋口渴，身热，心烦不寐，舌红，脉细数。

水湿内停 {小便不利→水热互结　或咳嗽→水气上逆　或呕恶→中伤脾胃　下利→下渗于肠} 利水→猪苓、泽泻、茯苓→淡渗利湿，利水渗湿，健脾化湿

$$水热互结\begin{cases}发热\\舌红\\苔白或微黄\\脉细数\\口渴欲饮→热伤津液\\心烦不寐→阴虚热扰\end{cases}\begin{matrix}主热→清热→滑石→甘寒, 清热利水\\[2em]养阴→阿胶→甘咸, 滋阴润燥\end{matrix}$$

【配伍特点】利水渗湿＋清热养阴，利水不伤阴，滋阴不敛邪。

【考点重点点拨】病证特点有二：一是水湿内停，一是热伤阴液；配伍重点是阿胶和滑石的配伍意义。

防己黄芪汤

《金匮要略》

【组成】防己一两　黄芪一两一分，去芦　甘草半两，炒　白术七钱半

【功用】益气祛风，健脾利水。

【主治】风水或风湿。症见汗出恶风，身重微肿，小便不利，舌淡苔白，脉浮。

【证候识别】表虚＋身重或肿，小便不利。

$$气虚受风\begin{cases}汗出恶风→表虚\\脉浮→主表\end{cases}益气祛风→黄芪、白术→补气固表, 健脾燥湿$$

$$水湿内停\begin{cases}身重→湿郁经络\\小便不利→水湿内停\\舌淡苔白→主湿\end{cases}祛湿利水→\begin{cases}防己→健脾利水\\生姜、大枣→健脾化湿, 杜生湿之源\\炙甘草→健脾益气, 调和诸药\end{cases}$$

【配伍特点】

$$\begin{matrix}防己→利水消肿, 祛风除湿, 通痹止痛\\黄芪→补气健脾补肺, 固表行水\end{matrix}二药相伍, 补气祛湿利水, 祛风散邪固表$$

【考点重点点拨】病证特点：风水或风湿；配伍重点是黄芪和防己的配伍意义。

五皮散

《华氏中藏经》

【组成】生姜皮　桑白皮　陈橘皮　大腹皮　茯苓皮各等份

【功用】利湿消肿，理气健脾。

【主治】皮水。症见一身悉肿，肢体沉重，心腹胀满，上气喘急，小便不利以及妊娠水肿等，苔白腻，脉沉缓。

【证候识别】一身悉肿，小便不利＋水停气滞证。

$$
脾虚\\水泛
\begin{cases}
一身悉肿，肢体沉重\rightarrow 水溢肌肤\\
小便不利\rightarrow 水湿内停\\
妊娠水肿\rightarrow 脾虚湿盛\\
苔白腻\\
脉沉缓
\end{cases}
主湿主虚
\quad 利湿消肿
\begin{cases}
茯苓皮\rightarrow 利水渗湿，健脾\\
桑白皮\rightarrow 肃降肺气以通调水道\\
生姜皮\rightarrow 行表散水，健脾化湿
\end{cases}
$$

$$
气机\\阻滞
\begin{cases}
心腹胀满\rightarrow 湿阻中焦\\
上气喘急\rightarrow 肺气不利
\end{cases}
行气祛湿
\begin{cases}
大腹皮\rightarrow 行水气，消胀满\\
陈橘皮\rightarrow 和胃气，化湿浊
\end{cases}
$$

【配伍特点】集五皮于一方，畅利三焦，理气行滞，祛湿利水，善行皮肤肌腠间水湿。

【考点重点点拨】病证特点：脾虚水泛；配伍重点是药物均用皮。

第四节　温化寒湿

苓桂术甘汤

《伤寒论》

【组成】茯苓四两　桂枝三两　白术二两　甘草炙，二两

【功用】温化痰饮，健脾利湿。

【主治】痰饮病。症见胸胁支满，目眩心悸，或短气而咳，舌苔白滑，脉弦滑。

【证候识别】胸胁支满，目眩心悸，苔白滑，脉弦滑。

$$
中阳不足\\痰饮内停\\饮邪上犯
\begin{cases}
胸胁支满\rightarrow 饮阻气机\\
短气而咳\rightarrow 痰饮射肺\\
目眩\rightarrow 饮邪上扰清空\\
心悸\rightarrow 饮邪上凌于心\\
舌苔白滑\\
脉弦滑者
\end{cases}
\begin{matrix}主水\\主饮\end{matrix}
\begin{cases}
温化痰饮\rightarrow 桂枝\rightarrow 辛甘温，温阳化气，平冲降逆\\[2mm]
健脾利湿
\begin{cases}
茯苓、白术\rightarrow 甘淡，健脾燥湿，助脾运化\\
甘草\rightarrow 益气和中，调和药性
\end{cases}
\end{cases}
$$

【配伍特点】主用甘淡，佐以辛甘温，为温阳化饮的重要配伍。

【考点重点点拨】病证特点有二：一是中阳不足，二是痰饮内停；配伍重点是重用茯苓、桂枝的作用；注意本方是"病痰饮者，当以温药和之"的代表方剂。

真 武 汤

《伤寒论》

【组成】茯苓三两　芍药三两　白术二两　生姜三两　附子炮去皮，一枚，破八片

【功用】温阳利水。

【主治】阳虚水泛证。小便不利，心悸不安，畏寒肢厥，头目眩晕，身体筋肉瞤动，站立不稳，四肢沉重疼痛浮肿。舌苔白滑，脉沉细。

【证候识别】脾肾阳虚证 + 小便不利。

脾肾阳虚
- 畏寒肢厥→阳气不足
- 身体筋肉瞤动→阳虚津液不布，筋脉失养
- 脉沉细→阳气虚
温阳→附子、生姜→辛温，温脾肾阳，化气行水

水饮内停
- 小便不利→气化不利
- 头目眩晕→饮邪上犯清空
- 心悸不安→水气凌心
- 四肢沉重疼痛→水湿泛于四肢
- 舌苔白滑→主湿
利水
- 茯苓、白术→渗湿健脾，培土制水
- 白芍→能"利小便"，且酸敛，以防渗利伤阴，也制附子之辛燥

【配伍特点】

配伍白芍
- 利尿祛湿
- 缓急舒筋
- 酸敛制燥
温阳利水燥湿不伤阴

【考点重点点拨】病证特点有二：一是脾肾阳虚，肾阳不足为主，一是水饮内停；配伍重点是白芍、生姜的作用。

实 脾 散

《世医得效方》

【组成】厚朴去皮，姜制，炒　白术　木瓜去瓤　木香不见火　草果仁　大腹子　附子炮，去脐　白茯苓去皮　干姜炮，各一两　甘草炙，半两　生姜五片　枣子一枚

【功用】温阳健脾，行气利水。

【主治】阳虚水肿。症见身半以下肿甚，手足不温，口中不渴，胸腹胀满，大便溏薄，舌苔厚腻，脉沉迟者。

【证候识别】脾肾阳虚证＋身半以下肿甚。

脾肾阳虚 {手足不温　口中不渴　脉沉迟} 脾肾阳气虚弱→温阳健脾 {附子→温肾助阳，化气行水　干姜→温脾散寒，运化水湿}

水饮内停 {身半以下肿→水饮内停　大便溏薄→脾为湿困，运化无力　舌苔厚腻→主湿} 利水 {茯苓、白术→健脾助运，淡渗利湿　木瓜→和胃化湿，生津柔筋}

湿阻气机→胸腹胀满→气机不畅→行气 {厚朴、草果→辛温气香，芳香化湿，行气和胃　木香、大腹子→行气除胀　生姜、大枣、炙甘草→调和诸药}

【配伍特点】1. 行气药的配伍

厚朴→芳香苦燥，行气化湿，消胀除满　木香→行气醒脾　大腹子→行气消胀，利湿　草果→芳香苦燥湿邪 } 诸药相配，行气化湿利水

2. 脾肾同治，温脾为主

【考点重点点拨】病证特点有三：一是脾肾阳虚、脾阳不足为主，二是水饮内停，三是气机阻滞；草果、大腹子和木瓜的作用。

萆薢分清饮

《丹溪心法》

【组成】益智　川萆薢　石菖蒲　乌药各等份　食盐一捻

【功用】温暖下元，利湿化浊。

【主治】虚寒白浊。小便频数，浑浊不清，或白如米泔，凝如膏糊，舌淡苔白，脉沉。

【证候识别】小便频数 + 尿液白浊。

膏淋 { 小便频数 浑浊不清 或白如米泔 凝如膏糊 } 湿浊下注→利湿通淋 { 萆薢→利湿通淋，分清别浊 石菖蒲→芳香化湿 } 清浊不分→分清化浊

下焦虚寒 { 尿白如半泔 舌淡苔白 脉沉 } 阳气不足→温暖下元 { 乌药、益智仁→温肾寒，暖膀胱，缩尿止遗 食盐→引药入肾 }

【配伍特点】

温肾 利湿 化浊 } 共用，扶正祛邪，标本并治，以分清别浊为主

【考点重点点拨】病证特点有二：一是湿浊下注，一是下焦虚寒；配伍重点是萆薢、食盐的作用。

第五节　祛风胜湿

羌活胜湿汤

《内外伤辨惑论》

【组成】羌活　独活各一钱　藁本　防风　甘草炙　川芎各五分　蔓荆子三分

【功效】祛风胜湿止痛。

【主治】风湿在表证。肩背疼痛不可回顾，头痛身重，或腰脊重痛，难以转侧，苔白，脉浮。

【证候识别】头项肩背腰脊重痛，苔白，脉浮。

风湿在表 {肩背臂膊疼痛 / 头痛 / 腰脊重痛，难以转侧 / 脉浮→主表} {风湿袭表 / 经脉痹阻 / 不通则痛} 祛风胜湿 {羌活、防风→祛上部风湿 / 独活→祛下部风湿 / 蔓荆子、川芎、藁本→祛头部风湿}

【配伍特点】

羌活：善祛太阳经上部之风湿
独活：善祛少阴经下部之风湿
防风：辛散上部风邪
蔓荆子：长于祛除在上部及头部之风湿
川芎：上行头目，行气活血。善治少阳、
　　　厥阴经之偏正头痛
藁本：善祛太阳经之风湿颠顶头痛

} 分经分部位用药，祛一身在表之风湿

【考点重点点拨】病证特点：风湿在表；配伍重点是分经分部位用药。

独活寄生汤

《千金要方》

【组成】独活三两　桑寄生　杜仲　牛膝　细辛　秦艽　茯苓　肉桂心　防风　川芎　人参　甘草　当归　芍药　干地黄各二两

【功效】祛风湿，止痹痛，益肝肾，补气血。

【主治】痹证日久，肝肾两虚，气血不足之痹证。腰膝疼痛，肢节屈伸不利，或麻木不仁，畏寒喜温，心悸气短，舌淡苔白，脉细弱。

【证候识别】痹证日久腰膝疼痛＋肝肾两亏＋气血不足。

久痹 {
腰膝疼痛
肢节曲伸不利
肌肤麻木
心悸气短
畏寒喜温
舌淡苔白
脉细弱
} {
风寒湿邪
侵淫日久
经脉痹阻
肌肉失养
气血不足
肝肾两虚
} {
祛风湿
散寒邪
益肝肾
补气血
} →
防风、川芎—祛风
细辛、肉桂—散寒止痛
独活、秦艽—祛湿
桑寄生、杜仲、牛膝—补肾肝，强筋骨
人参、茯苓、甘草—补气健脾，以助祛湿
当归、芍药、川芎、干地黄—补血以助肝肾
生化之源

【配伍特点】1. 祛风湿、止痹痛为重点，益肝肾、补气血为辅佐。

2. 配伍四物汤，体现"治风先治血，血行风自灭"。

【考点重点点拨】病证特点有三：一是痹证日久，二是气血不足，三是肝肾亏虚。

巩固与练习

1. 试述平胃散的药物配伍特点。

2. 试述茵陈蒿汤中配伍大黄、栀子的意义。

3. 连朴饮所治的霍乱与藿香正气散所治的霍乱有何不同？

4. 试述三仁汤中"三仁"的意义。

5. 试述当归拈痛汤中葛根、防风、升麻的意义。

6. 试述五苓散的药物配伍特点。

7. 试述防己黄芪汤中应用黄芪以及配伍防己的作用特点。

8. 试述真武汤中的药物配伍特点。

9. 试述萆薢分清饮中川萆薢配伍石菖蒲的作用特点。

第二十二章 祛痰剂

1. 概念 凡以祛痰药为主组成，具有消除痰饮作用，治疗各种痰证的方剂。

2. 适应范围 各种痰证。如咳嗽喘促，头痛眩晕，胸痹呕吐，中风痰厥，癫狂惊痫以及痰核瘰疬等。

3. 立法依据 "坚者削之，客者除之……结者散之，留者攻之"。

4. 分类 燥湿化痰，清热化痰，润燥化痰，温化寒痰，治风化痰。

5. 注意事项

（1）要辨清寒热燥湿的不同性质。

（2）有咳血倾向者，不宜用燥烈之品，以防大量咯血。

（3）表邪未解或痰多者，当慎用滋润之品，以防壅滞留邪。

第一节 燥湿化痰

二 陈 汤

《太平惠民和剂局方》

【组成】半夏_{汤洗七次} 橘红_{各五两} 白茯苓_{三两} 甘草_{炙，一两半} 生姜_{七片} 乌梅_{一枚}

【功用】燥湿化痰，理气和中。

【主治】湿痰咳嗽。症见痰多色白易咯，胸膈痞闷，恶心呕吐，肢体困倦或头眩心悸，舌苔白润，脉滑。

【证候识别】湿痰咳嗽＋痰多色白，胸闷。

湿痰咳嗽 { 痰多 / 痰白易咯 / 胸膈痞闷 } { 痰湿犯肺 / 气机不畅 } { 燥湿化痰→半夏→辛温性燥，健脾燥湿，降逆化痰，和胃止呕 / 理气消痰→橘红→理气燥湿，顺气消痰 / 敛肺止咳→乌梅→收敛肺气，止咳 }

脾湿证 {
恶心呕吐→胃气上逆
肢体困倦→脾为湿困
头眩心悸→痰浊蒙蔽
舌苔白润→主痰主湿
脉滑→主痰湿
} 化痰止呕
健脾渗湿 {
生姜→化痰止呕，可制半夏之毒
茯苓→健脾渗湿，治生痰之源
炙甘草→调诸药，亦可润肺和中
}

【配伍特点】

二陈（半夏、橘红）＋乌梅＋生姜→燥湿化痰，止咳，止呕

茯苓→健脾，杜绝生痰之源

【考点重点点拨】病证特点：湿痰；配伍重点是二陈久置；半夏与橘红的配伍意义，乌梅的作用。

温 胆 汤

《三因极一病证方论》

【组成】半夏　竹茹　枳实麸炒去瓤，各二两　橘皮三两　甘草炙，一两
茯苓一两半　生姜五片　大枣一个

【功用】理气化痰，清胆和胃。

【主治】胆胃不和，痰热内扰。症见胆怯易惊，虚烦不眠，或呕吐呃逆，以及惊悸不宁，癫痫等证，苔腻微黄，脉弦滑。

【证候识别】

胆胃不和
痰热内扰证 {
呕吐呃逆
胆怯易惊
虚烦不眠
惊悸不宁
苔腻微黄
脉弦滑
癫痫
} 痰浊阻胃
湿痰夹热
痰热上扰
蒙蔽清窍 {
降逆化痰
清胆和胃
行气消痰
} {
半夏→降逆和胃，燥湿化痰
竹茹→清胆和胃，止呕除烦
茯苓→健脾渗湿
生姜、大枣→益脾和胃
橘皮→理气燥湿
枳实→行气消痰
炙甘草→和中，调和诸药
}

【配伍特点】

燥湿化痰——半夏、茯苓

清热止呕除烦——竹茹

理气消痰——陈皮、枳实

【考点重点点拨】病证特点有二：一是痰热内扰，二是胆胃不和；配伍重点是以二陈汤为基础衍化成方，竹茹、枳实的作用。

茯 苓 丸
《指迷方》录自《是斋百一选方》

【组成】半夏二两　茯苓一两　枳壳麸炒去瓤，半两　风化朴硝一分
生姜汁煮糊为丸

【功用】燥湿行气，软坚化痰。

【主治】痰停中脘证。两臂疼痛或抽掣，手不得上举，或左右时复转移，或两手疲软，或四肢浮肿，舌苔白腻，脉沉细或弦滑等。

【证候识别】两臂疼痛＋胸脘痞闷等痰证。

【配伍特点】半夏与朴硝相配，一燥一润，一辛一咸，意在消解顽痰，相制为用；配茯苓可从二便分消伏痰。全方标本兼顾，消下并用。

【考点重点点拨】病证特点：痰停中脘；配伍重点是朴硝的作用。

第二节　清热化痰

清气化痰丸
《医方考》

【组成】瓜蒌仁去油　陈皮去白　黄芩酒炒　杏仁去皮尖　枳实麸炒
茯苓各一两　胆南星　制半夏各一两半　姜汁为丸

【功用】清热化痰，理气止咳。

【主治】痰热咳嗽。症见咳嗽痰黄，咯之不爽，胸膈痞满，甚则气

急呕恶，舌质红，苔黄腻，脉滑数。

【证候识别】咳嗽＋痰黄，胸闷。

痰热咳嗽：
- 咳嗽痰黄
- 咯之不爽
- 舌红苔黄腻
- 脉滑数
- 胸膈痞满
- 气急呕恶

火邪灼津，痰气内阻，主痰主热，痰阻气逆 → 清热化痰、燥湿健脾、降气化痰

- 胆南星→味苦性凉，清热化痰
- 生姜→开胃化痰，制南星毒
- 瓜蒌仁→宽胸降气
- 黄芩→清化热痰
- 半夏、茯苓→燥湿化痰，健脾渗湿
- 枳实、陈皮→下气开痞，和胃化痰
- 杏仁→宣利肺气

【配伍特点】

清热化痰——胆南星、黄芩

降气化痰、使气降则热下——瓜蒌仁、杏仁

行气化痰、使气顺则痰消——枳实、陈皮

燥湿祛痰治标，健脾杜绝生痰之源（治本）——半夏、茯苓

【考点重点点拨】病证特点：热痰；配伍重点是胆南星的作用。

小陷胸汤

《伤寒论》

【组成】黄连一两　半夏洗，半升　瓜蒌实大者一枚

【功用】清热涤痰，宽胸散结。

【主治】痰热互结。症见心下痞满，按之疼痛，或咳吐黄痰，胸脘烦热，舌苔黄腻，脉滑数。

【证候识别】心下痞满，按之疼痛＋痰热证。

痰热互结证：
- 心下痞满
- 按之疼痛
- 咳吐黄痰
- 胸脘烦热
- 舌苔黄腻
- 脉滑数

痰热内结，气郁不通，肺胃痰热 → 清热涤痰、宽胸散结、清热

- 瓜蒌实→甘寒滑润，清热涤痰，宽胸散结
- 黄连→味苦性寒，泻热降火，清心除烦
- 半夏→燥湿化痰，开结消痞

【配伍特点】以瓜蒌实为君药以清热涤痰，散胸中之郁热。黄连苦降清热，半夏辛燥化痰，属辛开苦降之法。

【考点重点点拨】病证特点：痰热互结于心下、胸脘、肺中等；配伍重点是重用瓜蒌实及其作用。

滚痰丸

（礞石滚痰丸）

王隐君方，录自《丹溪心法附余》

【组成】大黄酒蒸 片黄芩酒洗净，各八两 礞石一两，槌碎，同焰硝一两，放入小砂罐内盖之，铁线缚定，盐泥固济，晒干，火煅红，候冷取出 沉香半两

【功用】泻火逐痰。

【主治】实热老痰。癫狂惊悸，或怔忡昏迷，或咳喘痰稠，或胸脘痞闷，或眩晕耳鸣，或绕项结核，或口眼蠕动，或不寐，或梦寐奇怪之状，或骨节卒痛难以名状，或噫息烦闷。大便秘结，舌苔黄厚，脉滑数有力。

【证候识别】老痰顽痰 + 大便秘结。

实热老痰 { 癫狂惊悸／怔忡昏迷／不寐／眩晕耳鸣／梦寐奇怪／口眼蠕动／骨节卒痛／绕项结核 } 痰浊蒙蔽／老痰流注 } 攻逐老痰→硝煅礞石→攻逐陈积伏匿之老痰

大便秘结／舌苔黄厚／脉滑数有力 } 实热内结→荡涤实热 { 大黄→苦寒，荡涤实热／黄芩→苦寒泻火，清上焦气分热 }

咳痰 { 咳喘痰稠／胸脘痞闷／噫息烦闷 } 痰郁胸膈→顺气消痰→沉香→速降下气，顺气消痰

【配伍特点】方中大黄、黄芩独重，一清上烁之火，一开下行之路，有正本清源之意。

【考点重点点拨】病证特点有三：一是实热老痰蒙蔽清窍，二是热痰阻肺，三是热痰流注肌肉经络；配伍重点是硝煅礞石、沉香的作用。

第三节　润燥化痰

贝母瓜蒌散
《医学心悟》

【组成】贝母一钱五分　瓜蒌一钱　花粉　茯苓　橘红　桔梗各八分

【功用】润肺清热，理气化痰。

【主治】燥痰咳嗽。咯痰不爽，涩而难出，咽喉干燥，苔白而干。

【证候识别】咳嗽证＋痰黏难出。

燥痰咳嗽证 {咯痰不爽 {痰涩难出 咽干 苔白而干} 燥热伤肺 灼津成痰} {贝母→润肺清热，化痰止咳
瓜蒌→甘寒微苦，清肺润燥，开结涤痰
天花粉→既清降肺热，又生津润燥
橘红、桔梗→理气化痰
茯苓→健脾}

【配伍特点】清润宣化并用，肺脾同调，而以润肺化痰为主，且润肺而不留痰，化痰又不伤津，肺得清润而燥痰自化，宣降有权而咳逆自平。

【考点重点点拨】病证特点：燥痰；配伍重点是贝母和瓜蒌相须为用的意义。

第四节　温化寒痰

苓甘五味姜辛汤
《金匮要略》

【组成】茯苓四两　甘草三两　干姜三两　细辛三两　五味子半升

【功用】温肺化饮。

【主治】寒饮咳嗽。咳痰量多，清稀色白，胸膈不舒，舌苔白滑，

脉弦滑。

【证候识别】寒饮咳嗽证。

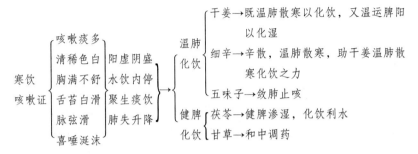

【配伍特点】

干姜→一温
细辛→一散 } 使散不伤正，敛不留邪，且能调节肺司开合之职
五味子→一敛

茯苓健脾渗湿，化饮利水 { 导水饮之邪从小便而去
杜绝生饮之源
防干姜、细辛耗伤肺气

【考点重点点拨】病证特点：寒痰；配伍重点是干姜、细辛和五味子的配伍意义。

三子养亲汤

《韩氏医通》

【组成】白芥子　苏子　莱菔子原书未著分量
【功用】降气平喘，化痰消食。
【主治】寒痰夹食。症见咳嗽喘逆，痰多胸痞，食少难消，舌苔白腻，脉滑等。
【证候识别】寒痰证 + 食积证。

寒痰证 { 咳嗽喘逆
痰多胸痞
舌苔白腻
脉滑 } 寒痰内停
痰阻气机 } 温化寒痰
降气平喘 { 白芥子→温化寒痰，利气散结
紫苏子→降气消痰，止咳平喘

食积证→食少难消→消食祛痰→莱菔子→消食导滞，降气祛痰

【配伍特点】

温化寒痰→白芥子→消除寒痰病因

消食祛痰→莱菔子→消除食积病因

降气平喘→紫苏子→使气顺则痰消

【考点重点点拨】病证特点有二：一是寒痰，二是食积内停；注意药物的炮制及用法（对于方中三药的炮制，原书要求"微炒、击碎"，可防止辛散耗气，减少辛味对咽喉、肺胃的不良刺激，尤能使莱菔子由生用性升变为性降下气；捣碎则利于有效成分煎出。在用法上，每剂不过三钱，布包微煎，代茶频服，可使药力缓行）。

第五节　化痰息风

半夏白术天麻汤

《医学心悟》

【组成】半夏一钱五分　天麻　茯苓　橘红各一钱　白术三钱　甘草五分　生姜一片　大枣二枚

【功用】燥湿化痰，平肝息风。

【主治】风痰上扰证。症见眩晕头痛，胸闷呕恶，舌苔白腻，脉弦滑等。

【证候识别】头晕痛＋胸闷呕恶等痰证。

风痰
上扰证
{
眩晕头痛→痰浊蒙蔽
胸闷呕恶→气机阻滞
舌苔白腻→主痰主湿
脉弦滑→主症
}
平肝息风
燥湿化痰
理气化痰
{
天麻→平肝潜阳，息风止痉
半夏→燥湿化痰，降逆止呕
白术→健脾燥湿
茯苓→利湿健脾，治生痰之源
橘红→理气化痰
生姜、大枣→调和脾胃
炙甘草→调和诸药
}

【配伍特点】本方以化痰息风治标为主，以健脾祛痰治本为辅。

【考点重点点拨】病证特点：风痰上扰；配伍重点是二陈汤加减和天麻合方而成。

定　痫　丸
《医学心悟》

【组成】明天麻　川贝母　半夏姜汁炒　茯苓蒸　茯神去木蒸，各一两　胆南星九制者　石菖蒲杵碎，取粉　全蝎去尾，甘草水洗　僵蚕甘草水洗，去咀，炒　真琥珀腐煮，灯草研，各五钱　辰砂细研，水飞，三钱　陈皮洗，去白　远志去心，甘草水泡，各七钱　丹参酒蒸　麦冬去心，各二两

【功用】涤痰息风，开窍安神。

【主治】痰热痫证。忽然发作，眩仆倒地，不省人事，甚则抽搐，目斜口㖞，痰涎直流，叫喊作声；亦可用于癫狂。

【证候识别】痫证＋癫狂。

痫证 {
忽然发作
眩仆倒地
不省人事
甚则抽搐
目斜口㖞
痰涎直流
叫喊作声
}

痰热阻塞清窍→涤痰清热利窍 {
竹沥→清热滑痰，镇惊利窍
胆星→清火化痰，镇惊定痫
丹参、菖蒲→开窍祛瘀
}

痰热阻塞经络→涤痰清热通经 {
半夏、陈皮、茯苓→化痰除湿
贝母、麦冬→清热祛痰
全蝎、僵蚕、天麻→息风止痉
}

癫狂壅闭→痰热扰神→安神定志 {
辰砂、琥珀、远志→镇惊安神
灯草→引药归心
甘草→调和诸药
}

【配伍特点】

大量涤痰清热药→竹沥、胆南星、半夏、陈皮、茯苓、贝母、麦冬

配伍利窍通经药→丹参、菖蒲、全蝎、僵蚕、天麻

安神定志入心经→辰砂、琥珀、远志、灯草

【考点重点点拨】病证特点：痰热阻塞清窍、经络；配伍重点是大量涤痰清热之品的使用。

巩固与练习

1. 祛痰剂中配伍理气药、健脾祛湿药的意义何在？

2. 试述二陈汤中"二陈"的含义。方中配伍乌梅有何意义？

3. 试述温胆汤的"温胆"含义以及其药物配伍特点。

4. 滚痰丸中为何应用大黄？

5. 三子养亲汤中应用莱菔子的意义。

6. 贝母瓜蒌散主治燥痰咳嗽，为何配伍性燥的橘红和渗湿的茯苓？

第二十三章　消食剂

1. 概念　凡以消食药物为主组成，具有消食健脾、除痞化积等作用，以治疗食积停滞的方剂。

2. 适用范围　凡因气、血、痰、湿、食等积聚而形成的有形之邪，均可用之，但主要适用于饮食积滞内停，见有脘腹痞满胀痛、嗳腐吞酸、厌食呕恶等症状。食积多是由于饮食不节，暴饮暴食，或脾虚饮食不消。

3. 立法依据　"坚者消之""结者散之""留者攻之"。

4. 分类　消食化滞，健脾消食。

5. 注意事项

（1）要辨清食积虚实的不同性质。

（2）肠胃有形实邪，既可用消食剂，也可用泻下剂，但在运用时两者应有所区别。消食剂多属渐消缓散之剂，适用于病势较缓的食积证；而泻下剂多属攻逐之剂，适用于病势较急、积滞较重之食积证。

（3）食积内停，易伤脾胃，脾胃虚弱，运化无力，又可导致食积内停，脾虚食滞，治当健脾消食，消补兼施。

（4）消食剂虽功力较缓和，但终属攻伐之方，故不宜长期服用，而纯虚无实者更当禁用或慎用。

第一节　消食化滞

保　和　丸
《丹溪心法》

【组成】山楂六两　神曲二两　半夏　茯苓各三两　陈皮　连翘　莱菔子各一两

【功用】消食和胃。

【主治】食滞胃脘证。脘腹痞满胀痛，嗳腐吞酸，恶食呕逆，或大便泄泻，舌苔厚腻，脉滑。

【证候识别】胃脘痞满胀痛 + 上逆 + 下泻。

食滞
胃脘证
{
脘腹痞满胀痛
嗳腐吞酸
恶食呕逆
大便泄泻
舌苔厚腻
脉滑
}
{
食积内停
气机阻滞
脾胃升降失职
}
→
{
消食化滞
理气和胃
}

山楂→酸甘性温，重用消肉食油腻之积

神曲→甘辛性温，消食健胃，化酒食陈腐之积

莱菔子→辛甘而平，下气消食除胀，消谷面之积

半夏、陈皮→辛温，理气化湿，和胃止呕

茯苓→甘淡，健脾利湿，和中止泻

连翘→味苦微寒
{
散结以助消积
清解食积所生之热
}

【配伍特点】

山楂→消一切饮食积滞，长于消肉食油腻之积

神曲→甘辛性温，消食健胃，长于化酒食陈腐之积

莱菔子→辛甘而平，下气消食除胀，长于消谷面之积

连翘→既散结以助消积，又清解食积所生之热
}
能消各种食物积滞，使食积得化，胃气得和，热清湿去，则诸症自除

【考点重点点拨】病证特点：食滞胃脘；配伍重点是重用山楂、连翘的作用。

枳实导滞丸

《内外伤辨惑论》

【组成】大黄一两　枳实麸炒　神曲炒，各五钱　茯苓去皮　黄芩去腐　黄连拣净　白术各三钱　泽泻二钱

【功用】消导化积，清热利湿。

【主治】湿热食积证。脘腹胀痛，下痢泄泻，或大便秘结，小便短赤，舌苔黄腻，脉沉有力。

【证候识别】湿热食积证。

湿热食
积证
{
脘腹胀痛→食积气滞
下痢泄泻→食积不消
大便秘结→热壅气阻
小便短赤→热伤津液
舌苔黄腻→湿热
脉沉有力→食积
}
{
消胀除满
清热导滞
清热利湿
消食和胃
}
{
枳实→苦辛微寒，行气消积，除
　　脘腹之胀满
大黄→苦寒，攻积泻热，使积热
　　从大便而下
黄连、黄芩→苦寒，清热燥湿，
　　又可厚肠止痢
白术→甘苦性温，健脾燥湿，使
　　攻积而不伤正
茯苓、泽泻→甘淡，渗利水湿而止泻
神曲→甘辛性温，消食化滞，使食
　　消则脾胃和
}

【配伍特点】重用大黄，配伍黄连、黄芩是苦寒泻热攻积，使积热从大便而下，此方用于湿热食滞之泄泻、下痢，亦属"通因通用"之法。

【考点重点点拨】病证特点有二：一是食积内停，二是生湿化热；配伍重点是大黄和黄芩、黄连配伍的意义，"通因通用"的治法。

木香槟榔丸

《儒门事亲》

【组成】木香　槟榔　青皮　陈皮　广茂烧　枳壳　黄连各一两　黄柏　大黄各三两　香附子炒　牵牛各四两　生姜汤送下

【功用】行气导滞，攻积泄热

【主治】痢疾，食积。赤白痢疾，里急后重；或食积内停，脘腹胀满，大便秘结，舌苔黄腻，脉沉实。

【证候识别】痢疾＋食积。

痢疾
{
赤白痢疾
里急后重
}
饮食积滞内停→
{
消胀满
止泻痢
}
{
木香、槟榔→行气化滞，消积除满
黄连、黄柏→清热燥湿止痢
}

食积
{
食积内停
邪热通便
脘腹胀满
舌苔黄腻
脉沉实
}
{
积滞内停
气机壅塞
郁而化热
}
{
消积导滞
理气疏肝
}
{
牵牛子、大黄→攻积导滞、邪热通便
陈皮、青皮→行气化积，助木香、槟榔之力
香附、莪术→疏肝解郁，破血中之气
枳壳→下气宽肠
}

【配伍特点】行气导滞为主，配伍清热、攻下、活血之品。

【考点重点点拨】病证特点有二：一是食积内停，二是气机壅滞。

第二节　健脾消食

健脾丸

《证治准绳》

【组成】白术炒，二两半　木香另研　黄连酒炒　甘草各七钱半　白茯苓去皮，二两　人参一两五钱　神曲炒　陈皮　砂仁　麦芽炒　山楂取肉　山药　肉豆蔻面裹纸包煨去油，以上各一两

【功用】健脾和胃，消食止泻。

【主治】脾虚食积证。食少难消，脘腹痞闷，大便溏薄，苔腻微黄，脉虚弱。

【证候识别】脾虚证 + 食停证。

$$
\text{脾虚食停证}\begin{cases}\text{食少难消}\to\text{脾胃虚弱}\\\text{脘腹痞闷}\to\text{食滞内停}\\\text{大便溏薄}\to\text{湿邪下注}\\\text{脉虚弱}\to\text{脾虚}\\\text{苔腻微黄}\to\text{食停生热}\end{cases}\text{健脾消食和胃止泻}\begin{cases}\text{人参、白术、茯苓}\to\text{健脾祛湿，补中益气}\\\text{山楂、神曲、麦芽}\to\text{消食导滞}\\\text{木香、砂仁、陈皮}\to\text{理气和胃}\\\text{山药、肉豆蔻}\to\text{健脾止泻}\\\text{黄连}\to\text{清热燥湿}\\\text{甘草}\to\text{补益脾胃，调和诸药}\end{cases}
$$

【配伍特点】消补兼施：补法为四君子，消法为消食之焦三仙，行气之陈皮、木香、砂仁，止泻之山药、肉豆蔻，清热之黄连。

【考点重点点拨】病证特点有二：一是脾虚，二是食积内停。

枳实消痞丸

（又名失笑丸）

《兰室秘藏》

【组成】干生姜一钱　炙甘草　麦芽曲　白茯苓　白术各二钱　半夏曲　人参各三钱　厚朴炙，四钱　枳实　黄连各五钱

【功用】行气消痞，健脾和胃。

【主治】脾虚气滞，寒热互结证。心下痞满，不欲饮食，倦怠乏力，大便不畅，苔腻而微黄，脉弦。

【证候识别】脾虚气滞＋寒热互结之心下痞满证。

脾虚气滞，寒热互结证
{心下痞满 / 不欲饮食 / 倦怠乏力 / 大便不畅 / 苔腻而微黄 / 脉弦}
{脾胃素虚 / 气壅湿聚 / 不养四肢 / 升降失职 / 寒热互结}
行气消痞健脾和胃
- 枳实→辛温，行气消痞
- 厚朴→辛苦性温，下气除满
- 黄连→苦寒，清热燥湿以泻痞
- 半夏→辛温，和胃而散结除痞
- 干姜→温中祛寒
- 麦芽→消食和胃
- 人参、白术、白茯苓、炙甘草→补中健脾，祛湿和中
- 炙甘草→调和诸药

【配伍特点】本方是由枳术汤、半夏泻心汤、四君子汤三方加减化裁而成。此属虚实相兼，寒热错杂，热重寒轻，实多虚少之证。方中枳实、厚朴用量独重，且黄连用量大于干姜，故本方消重于补，寒大于温。

【考点重点点拨】病证特点有二：一是脾虚气滞，二是寒热互结；配伍重点是枳术汤、半夏泻心汤、四君子汤加减化裁而成。

葛花解醒汤

《内外伤辨惑论》

【组成】白豆蔻仁 缩砂仁 葛花各五钱 干生姜 神曲炒黄 泽泻 白术各两钱 橘皮去白 猪苓去皮 人参去芦 白茯苓各一钱五分 木香五分 莲花青皮去穰，三分

【功用】分消酒湿，理气健脾。

【主治】酒积伤脾证。饮酒头昏，呕吐痰逆，胸膈痞塞，饮食减少，小便不利，大便泄泻，舌苔腻，脉滑。

【证候识别】脾虚湿热＋酒积证。

脾虚
湿热

饮酒头昏
呕吐痰逆
胸膈痞塞
饮食减少
小便不利
泄泻

酒热上攻
湿阻中焦
酒湿下注

分消酒湿
理气健脾
解三焦之醒

葛花→寒，能解酒中之毒；独入阳明，
　　　令湿热从肌肉而解
砂仁、豆蔻→推逆气有功，且兼辛散之力
木香、青皮、陈皮→辛，能行酒食之滞，
　　　　　　行郁气而除痞闷
干姜→温中止呕
神曲→消磨炙腻
人参、白术→甘，补中健脾和胃
茯苓、猪苓、泽泻→淡，能利小便，导湿热
　　　　　外出，利酒中之湿

【配伍特点】从上、中、下焦分消湿热，兼以健脾治本。

【考点重点点拨】病证特点：脾虚湿热内蕴；配伍重点是三焦分消湿热。

巩固与练习

1. 消导化积剂与泻下剂的区别与运用。

2. 保和丸中配伍连翘的意义。

3. 木香槟榔丸的药物配伍特点。

第二十四章　驱虫剂

1. 概念　凡以驱虫药物为主组成，具有驱虫或杀虫的作用，用于治疗人体寄生虫病的方剂。

2. 适应范围　虫证。人体寄生虫种类很多，有蛔虫、蛲虫、钩虫、绦虫、姜片虫等。常见症状有脐腹疼痛，时发时止，痛而能食，面色萎黄、或清或白，或生白斑，或见赤丝，或夜寐龂齿，或胃脘嘈杂，呕吐清水，舌苔剥落，脉乍大乍小等。

3. 立法依据　"坚者削之，客者除之……结者散之，留者攻之"。

4. 注意事项

（1）应该空腹服，忌食油腻。

（2）驱虫药多含有毒性，要掌握剂量，以防伤正，或中毒。

（3）因驱虫药具有攻伐之力，故老人以及孕妇当慎用。

（4）服驱虫药后，应注意调理脾胃，以善其后。

乌　梅　丸

《伤寒论》

【组成】乌梅三百枚　细辛六两　干姜十两　黄连十六两　当归四两　附子六两，炮，去皮　蜀椒四两，炒出汗　桂枝去皮，六两　人参六两　黄柏六两

【功用】温脏补虚，泻热安蛔。

【主治】脏寒蛔厥证。症见心烦呕吐，腹痛时发时止，常自吐蛔，手足厥冷。又治久痢，久泻。

【证候识别】蛔厥证＋久痢＋久泻。

蛔厥 ｛腹痛时作　恶心呕吐　时作时止　常自吐蛔　手足厥冷｝ ← 虫扰肠胃　胃热肠寒　蛔扰不安　寒热错杂　正气虚弱 → 温脏补虚泻热安蛔 →

乌梅→味酸，安蛔止痛，以酸安蛔
蜀椒、细辛→温脏祛寒，安蛔
桂枝、附子→加强温里散寒之力 ｝以辛伏蛔
黄连、黄柏→上清胃热，驱蛔，以苦下蛔
人参、当归→益气养血，补虚

【配伍特点】柯琴说"蛔得酸则静,得辛则伏,得苦则下";二是寒热并用,邪正兼顾。

【考点重点点拨】病证特点:肠道虚寒,蛔虫上扰;配伍重点是酸苦辛并用;注意本方亦可治疗正气虚弱、寒热错杂的久泻、久痢。

巩固与练习

1. 使用驱虫剂应注意什么?
2. 试述乌梅丸的配伍特点。